健康ライブラリー　イラスト版

ギャンブル依存症から抜け出す本

監修　樋口　進　独立行政法人国立病院機構
久里浜医療センター名誉院長

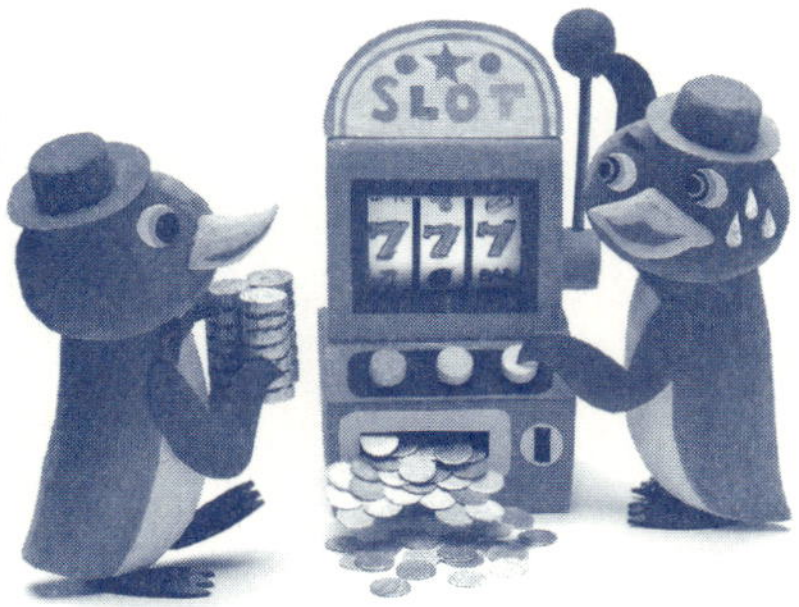

講談社

まえがき

ギャンブルがやめられなくなり、生活が破綻する人がいます。勝ち負けを深追いし、借金を重ね、家族に嘘をついてまでギャンブルを続けようとするというのが、典型例です。

かつてはそういう人の問題を、本人の意志の弱さから起きることだと考えるのがふつうでした。しかし近年は、それを意志の問題ではなく「ギャンブル依存症」という病気だと考えることが一般的になっています。

ギャンブルにのめりこむ人がいると、家族は本人に立ち直ってほしいと考えて、いろいろと手を尽くすものです。本人を説得しようとする人もいれば、借金の肩代わりをして本人に再出発のチャンスを与えようとする人もいます。

しかし、ギャンブル依存症は病気です。ギャンブルを長い間続けて依存症になった人の体では、脳の「報酬系」に異常が起きて、本人の意志の力だけではギャンブルをやめられない状態になっています。

その段階では、本人と家族の力だけでギャンブルから抜け出すことは難しくなります。たとえ借金を清算しても、本人がまたギャンブルに手を出してしまい、再び同じような状況に陥るということが、よくあります。

ギャンブルの問題は病気の症状なのだと考えて、医療機関を受診してください。医療機関に通ってカウンセリングや認知行動療法などの治療を受ければ、本人の行動パターンや考え方は少しずつ変わっていきます。脳も異常な状態から徐々に回復します。

本書には、そのための医療機関の探し方や相談の仕方から、診察と治療の流れ、生活上の注意点までを、あますところなく解説しました。本書が、ギャンブルの問題に悩む本人や家族にとって、悪循環から抜け出すための一助になれば幸いです。

独立行政法人国立病院機構久里浜医療センター名誉院長
樋口　進

ギャンブル依存症から抜け出す本

もくじ

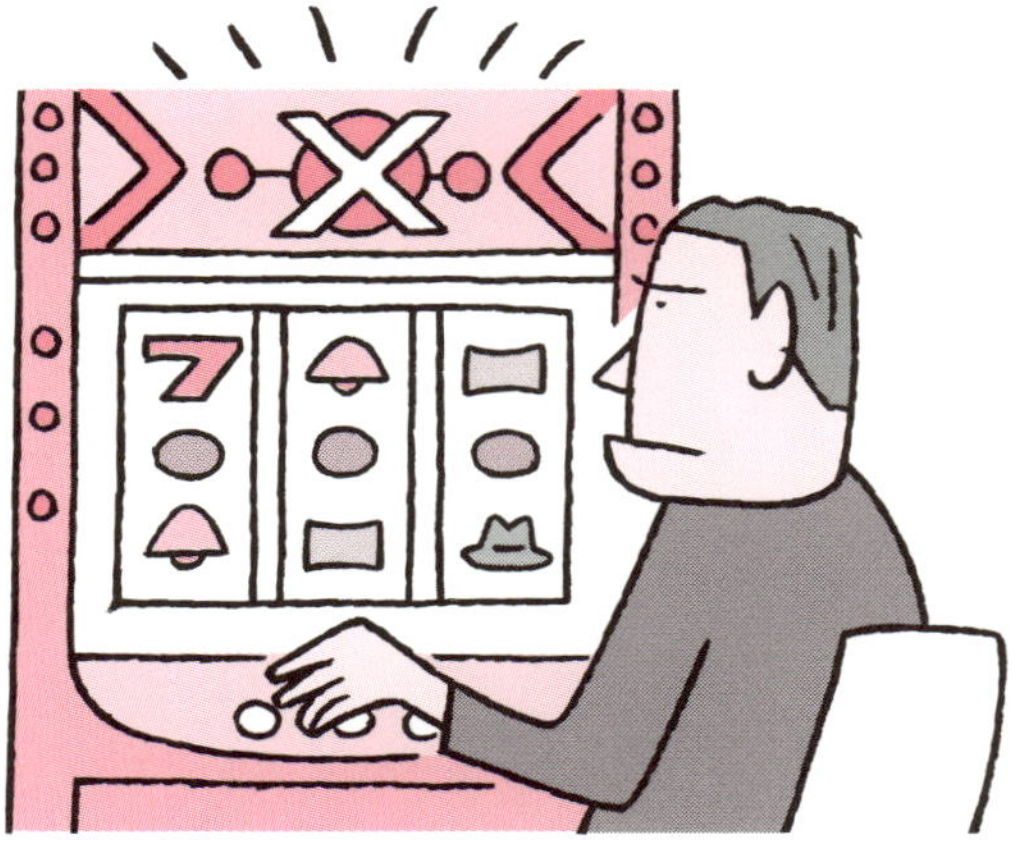

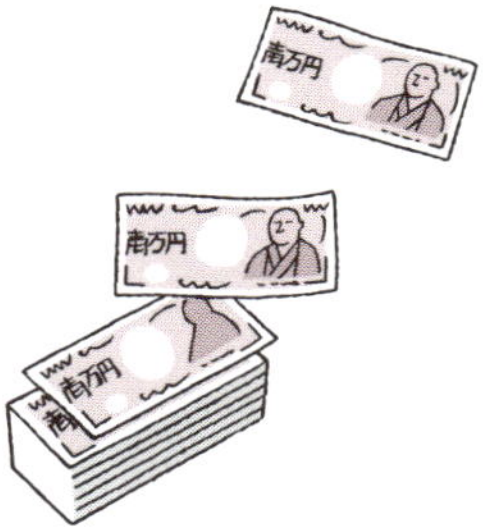

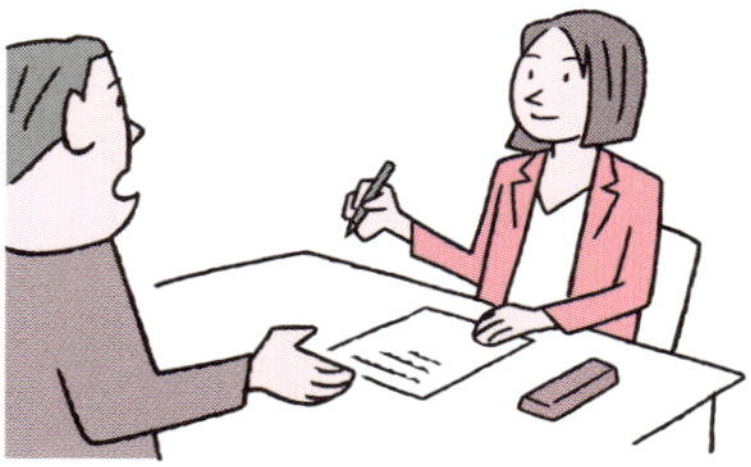

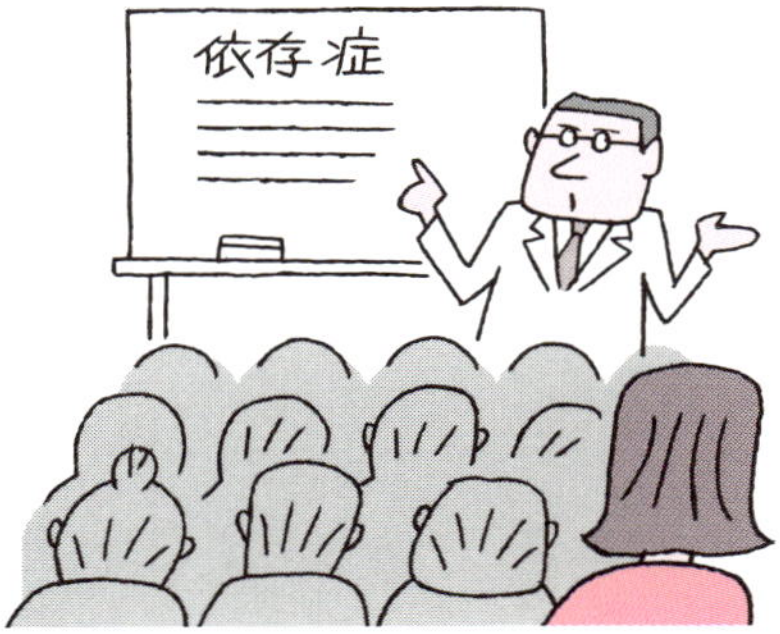

依存症

ギャンブル依存症チェック

こんな生活になっていませんか？

通常のギャンブル好きと「ギャンブル依存症」は、どう違うのでしょうか。以下に、依存症の人に特徴的な行動を紹介します。依存症だと感じている本人やその家族、関係者は、当てはまるところに印をつけてみてください。

ギャンブルをしているとき

依存症の人は、パチンコや競馬などのギャンブルをしているとき、負けていても勝っていても冷静になれず、思っていた以上に賭け続けてしまうことがよくあります。

- 負けた分をとり返すまで、賭け続ける □
- 負けたのに「勝っている」と嘘をつく □
- 勝ち出すと「もっと勝てる」と考えて勢いづく □
- 当初の予定よりも多くの金額を使ってしまう □

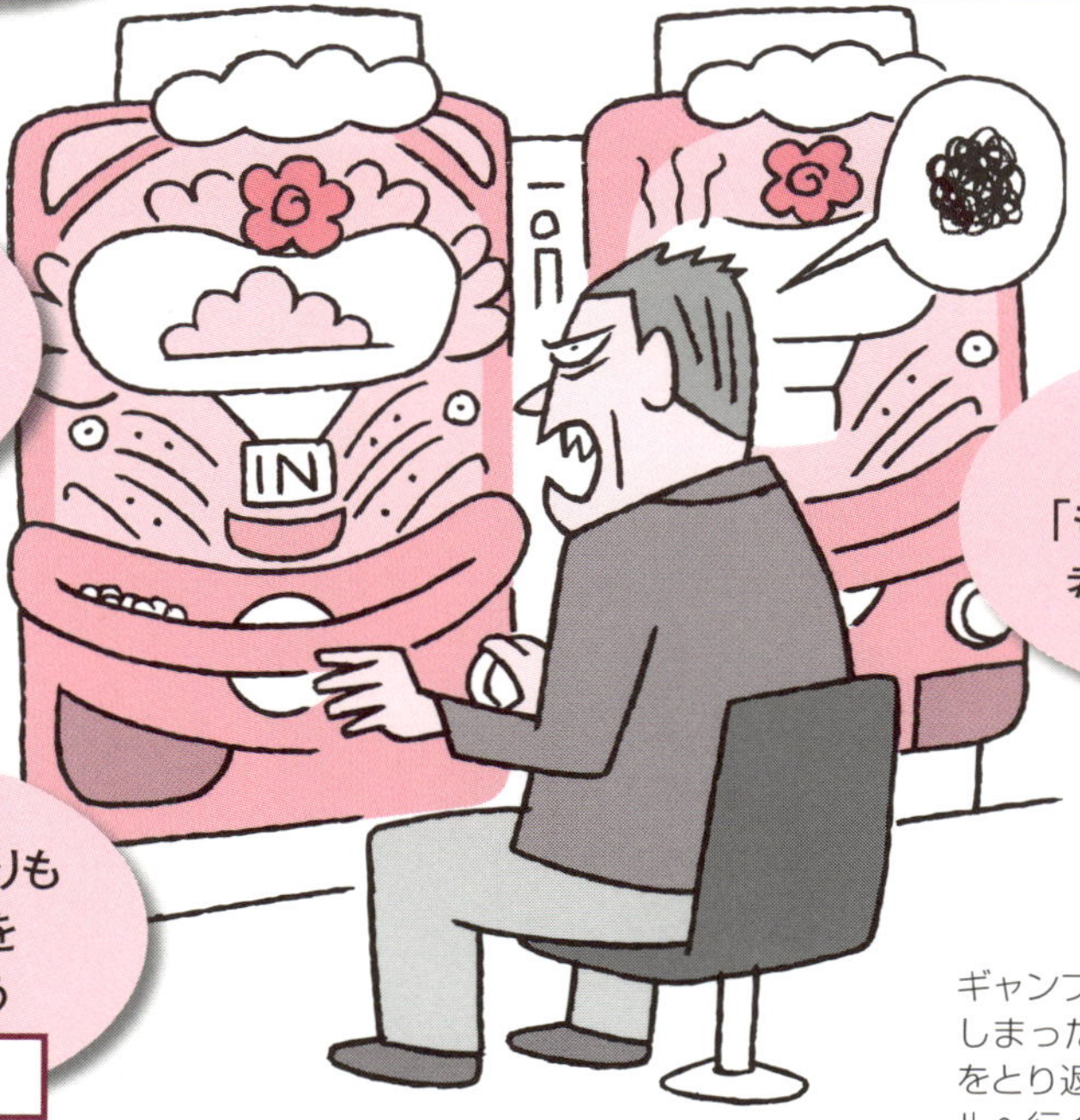

ギャンブルでお金をすってしまった翌日に、負けた分をとり返すためにギャンブルへ行く

ギャンブルをしていないとき

日常生活では、ギャンブルのために「仕事を休む」「お金を借りる」といった問題が生じます。また、本人がその問題を自覚しながら、それでもギャンブルをやめられないという苦悩もみられます。

- ギャンブルのために学校や会社を休むことがある □
- 「このままではいけない」という意識がある □
- 「やめよう」と決心して家族と約束をしても、やめられない □
- ギャンブルをめぐって、家族と口論になる □
- 景品や馬券など、ギャンブルの証拠を隠す □

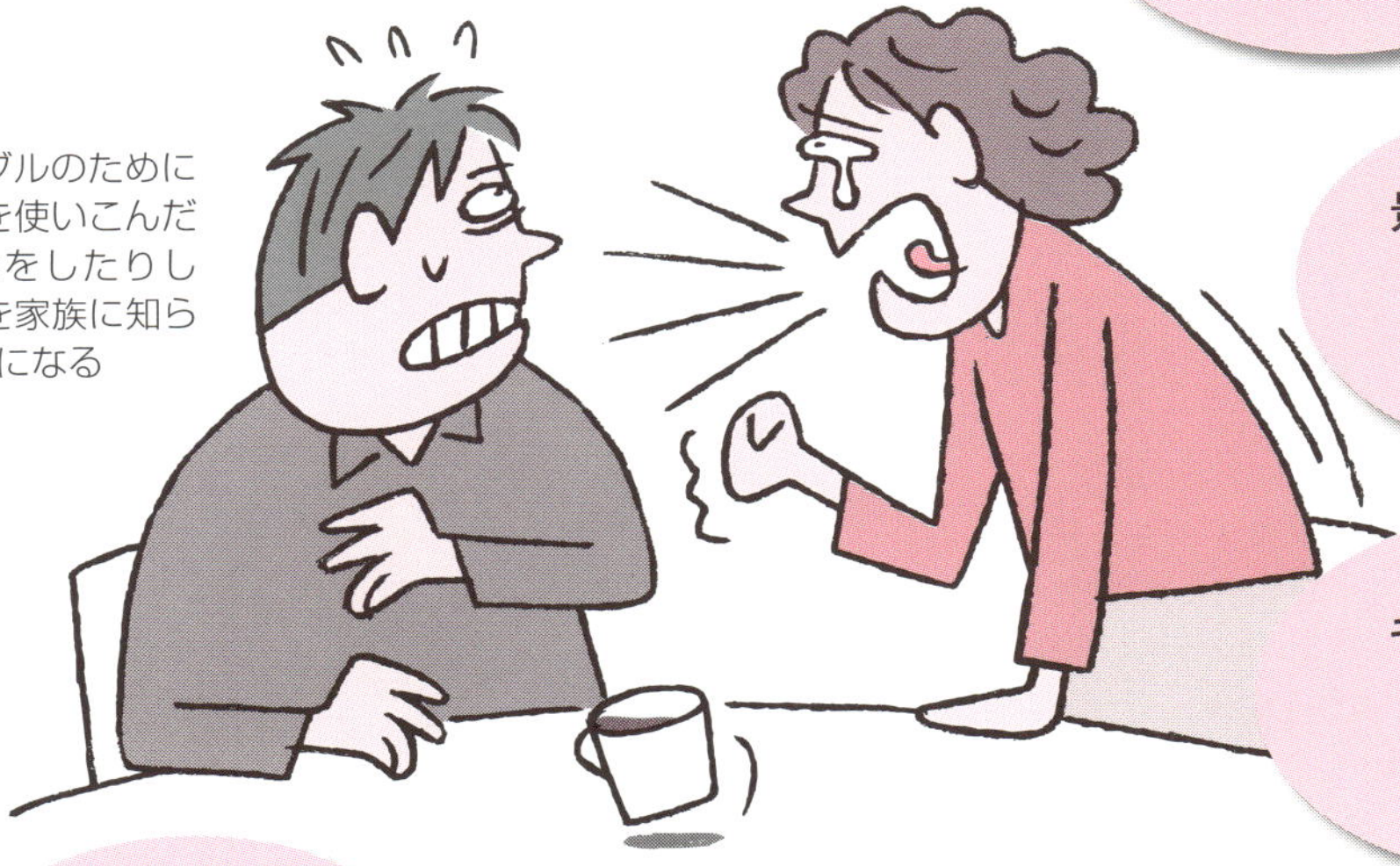

ギャンブルのために生活費を使いこんだり、借金をしたりしたことを家族に知られ、口論になる

- ギャンブルのために借金をする □
- 嫌な気分になると、ギャンブルをしたくなる □
- ギャンブルのために万引きなどの違法行為をしたことがある □
- 家族のお金を無断で使ったことがある □

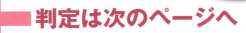

判定は次のページへ

ギャンブル依存症チェックの判定

7個以上

7個以上に印がついた場合、特徴の半分以上が当てはまったことになります。ギャンブル依存症の可能性が高いといえるでしょう。医療機関を受診してください。

2〜6個

依存症の特徴にいくつか印がつくようなら、ギャンブル依存症の可能性があります。深刻な問題が起こる前に、医療機関の受診を検討しましょう。

0〜1個

印が0〜1個の場合、依存症の疑いはあまり考えられません。しかし、ギャンブル関連で問題や心配事があれば、早めに医療機関に相談しましょう。

※この「ギャンブル依存症チェック」は、ギャンブル依存症の診断基準やスクリーニングテストを参考にして、依存症の特徴をまとめたものです。依存症の可能性を考えるための目安として使用してください。

ギャンブル依存症の可能性が考えられる場合には

依存症を理解しましょう

ギャンブル依存症は、本人の性格の問題ではなく、病気です。意志の力だけでは治せないということを理解してください。

（くわしくは第1章・第2章へ）

医療機関を受診しましょう

ギャンブル依存症を治すためには、医療機関にかかる必要があります。受診の仕方や治療の流れを知っておきましょう。

（くわしくは第3章へ）

生活面の問題を解決しましょう

欠勤や借金、家族関係の悪化など、生活面の問題を解決することも重要です。そのために社会制度などを活用しましょう。

（くわしくは第4章へ）

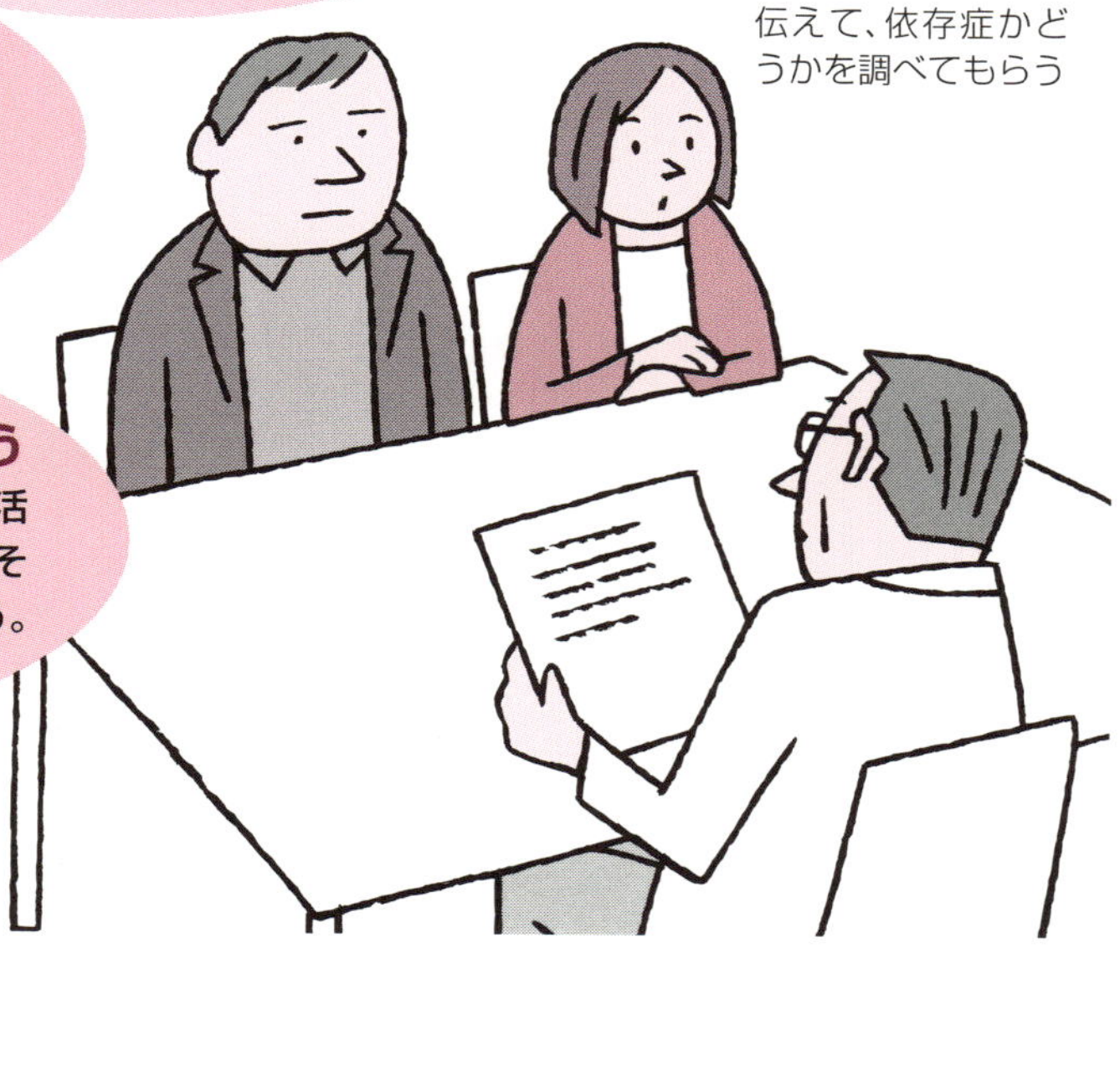

医師にギャンブルの仕方や生活の様子を伝えて、依存症かどうかを調べてもらう

1

依存症の人は どこまで賭けるのか

ギャンブルに夢中になる人は、大勢います。
そのなかで「依存症」の状態に該当するのは、
生活上で重大な問題が起きているにもかかわらず、
勝利や賞金を深追いして、自分で自分を
止められなくなっているという人です。

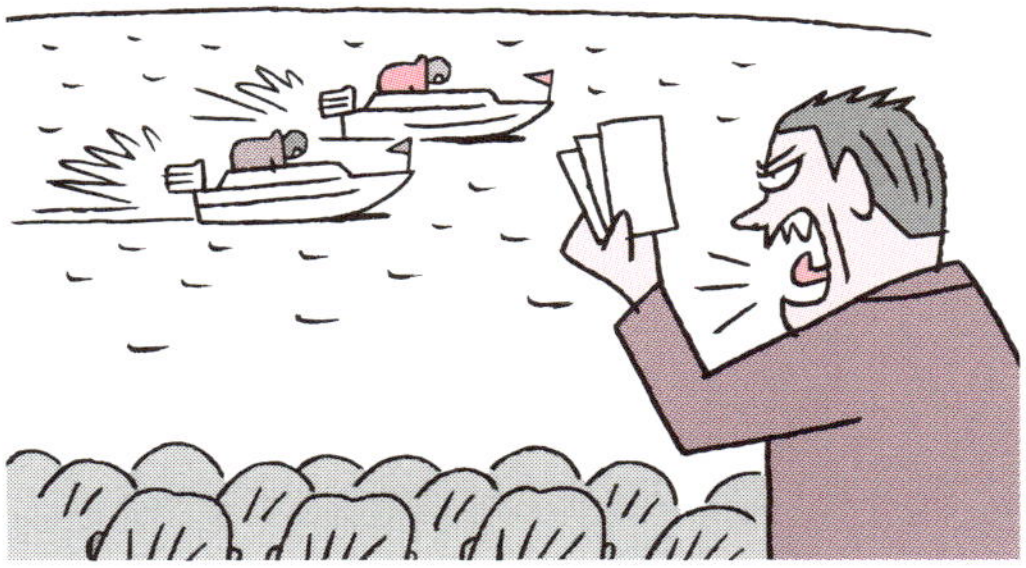

ギャンブル依存症の特徴

歯止めがきかなくなり、嘘や借金が常態化

ギャンブル依存症には二つの特徴があります。「嘘や借金などの問題が起こること」と、それでも「歯止めがきかないこと」です。

依存症には二つの特徴がある

世の中には、ギャンブルやアルコール、薬物などさまざまな物事への依存症がありますが、いずれにも、二つの特徴があります。「自分で自分をコントロールできなくなること」そして「生活上の問題が起こること」です。

依存症になると、問題が起きてもギャンブルや飲酒などをやめられません。「わかっていてもやめられない」状態であり、だからこそ病気だといえるわけです。

ギャンブル依存症では生活上の問題として、お金のトラブルが起こりやすくなります。そのため、依存症の治療とあわせて、借金問題への対処も重要となります。

ギャンブルが物足りなくなる

誰しも最初は、ギャンブルを適度に楽しんでいます。しかし、それでは満足できず、のめりこんでいく人もいます。これが依存症の入り口です。

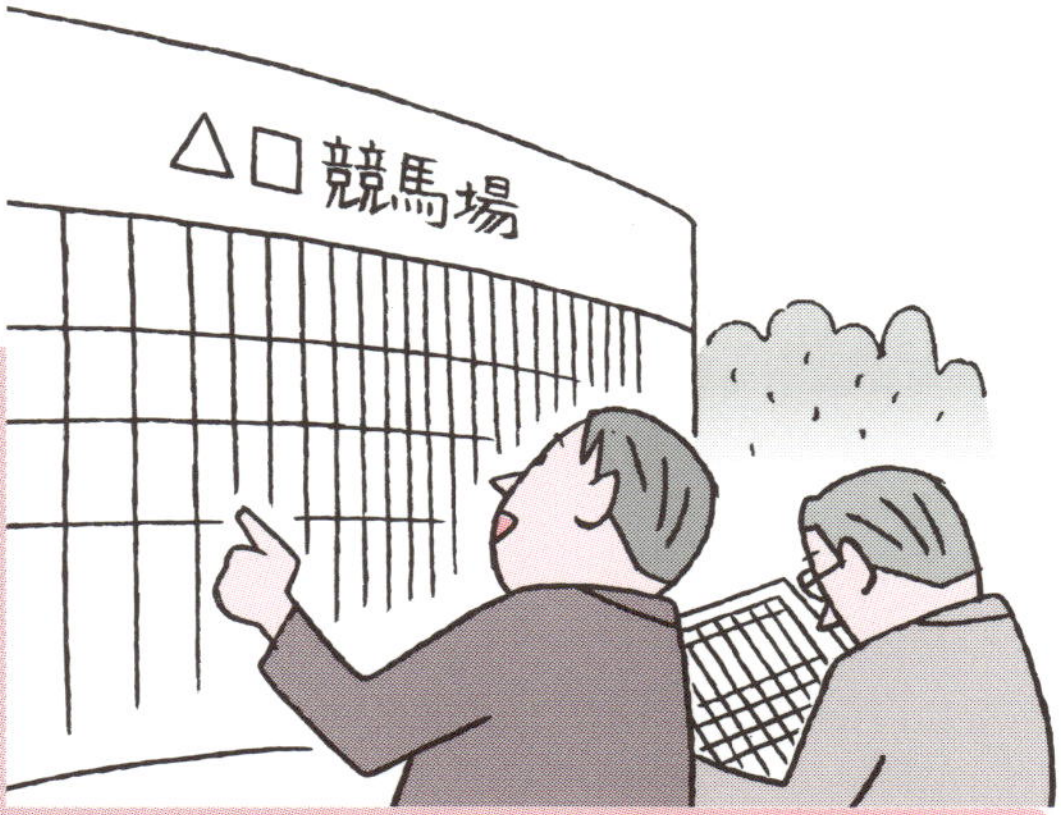

休日に友人と競馬場へ。最初のうちは趣味として楽しめている

最初は楽しんでいる
最初は趣味としてギャンブルを楽しんでいる。小遣いだけで遊んでいる

→

物足りなくなる
しだいに適度なギャンブルでは興奮できなくなり、物足りなくなっていく

歯止めがきかなくなる

ギャンブルにのめりこみ、時間やお金を際限なく使うようになる人がいます。この状態が依存症です。借金などの問題が起きても、ギャンブルをやめられません。

問題が起こり、拡大していく

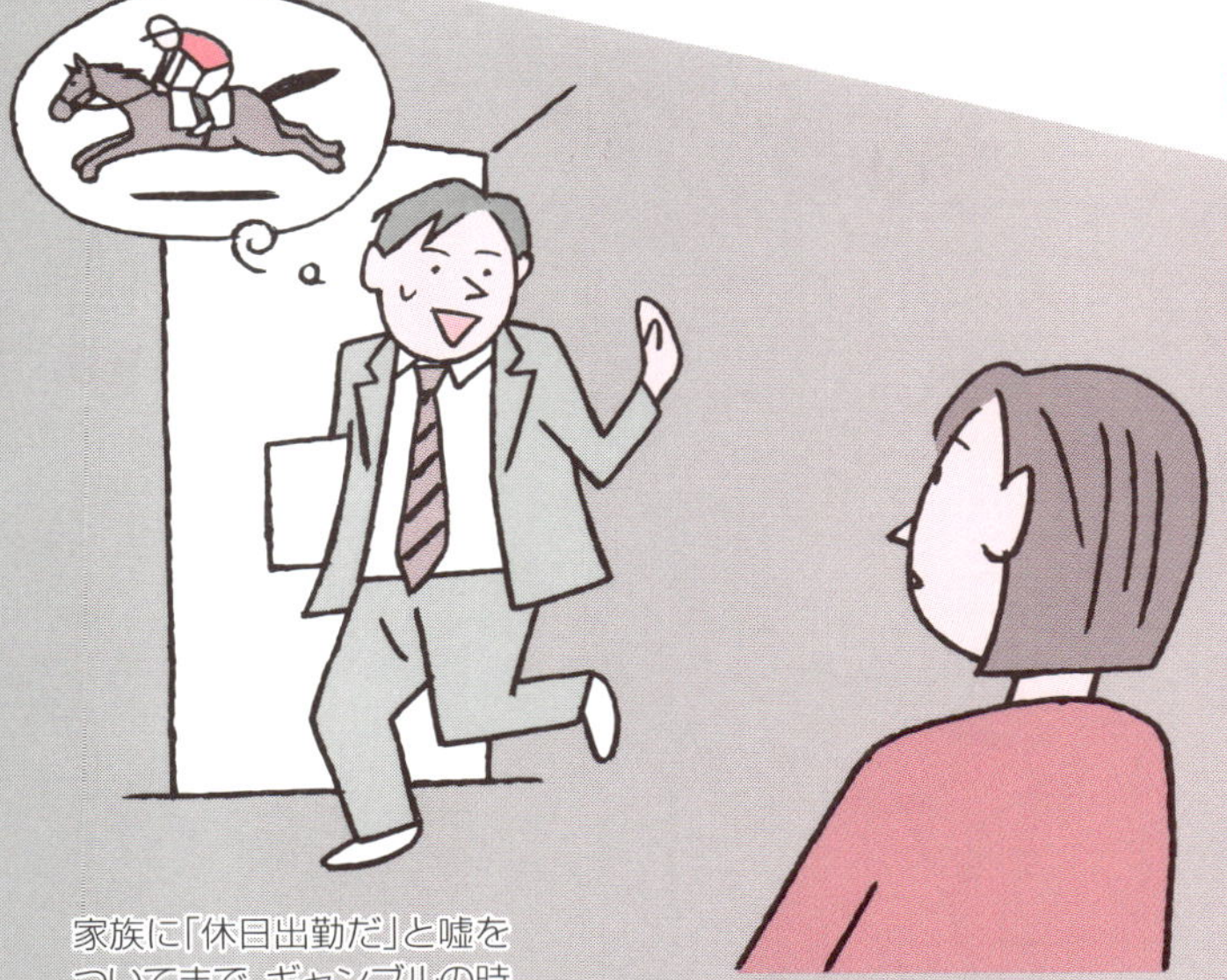

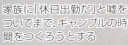

家族に「休日出勤だ」と嘘をついてまで、ギャンブルの時間をつくろうとする

回数や金額が増える

ギャンブルの回数や賭ける金額が増える。どんどんエスカレートしていく

問題が起こる

ギャンブルのやりすぎで、欠勤や借金、家族への嘘といった問題が起こる

POINT ①

自分がコントロールできなくなる

ギャンブルにのめりこむうちに、自分の行動がコントロールできなくなるというのが、依存症の人の特徴です。「今日は◯万円まで」と決めても、それ以上に使ってしまいます。

POINT ②

問題が起きてもやめられない

やがて借金をしてでもギャンブルをするようになります。そしてそれを隠すために嘘をついたりもします。しかし、そこまで問題が拡大しても、ギャンブルをやめられません。

ケース例
Aさん

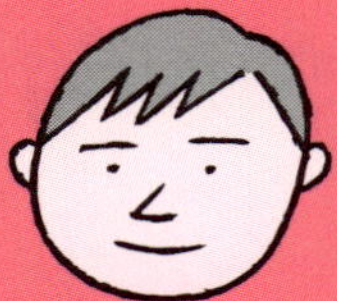

何度誓ってもギャンブルがやめられない

Aさんのギャンブル歴

大学時代からパチンコを趣味に

Aさんがギャンブルをはじめたのは大学時代です。先輩に誘われてパチンコ店へ行き、ビギナーズラックで数万円を獲得。それ以来、パチンコを趣味にしてきました。

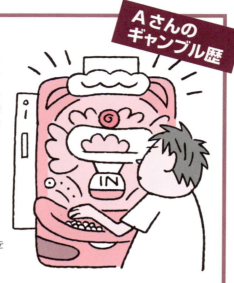

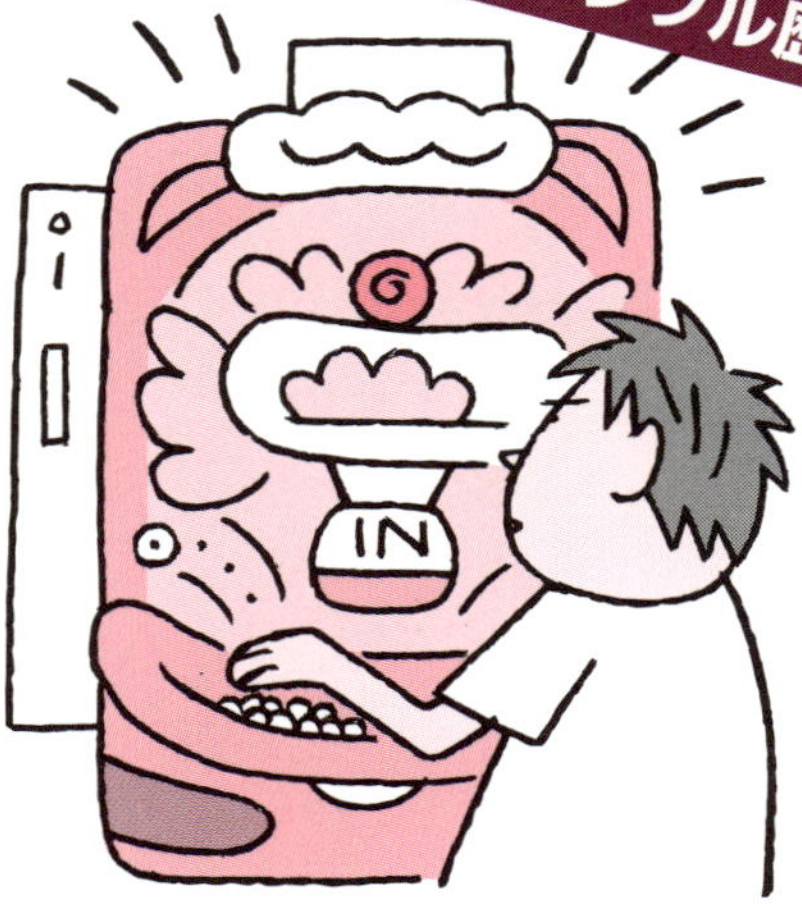

学生時代からパチンコをする習慣があった

1 若い頃はお金がなく、パチンコをするのは月に数回でした。しかし30代になって金銭的に余裕ができると、毎日のようにパチンコ店へ通うようになりました。

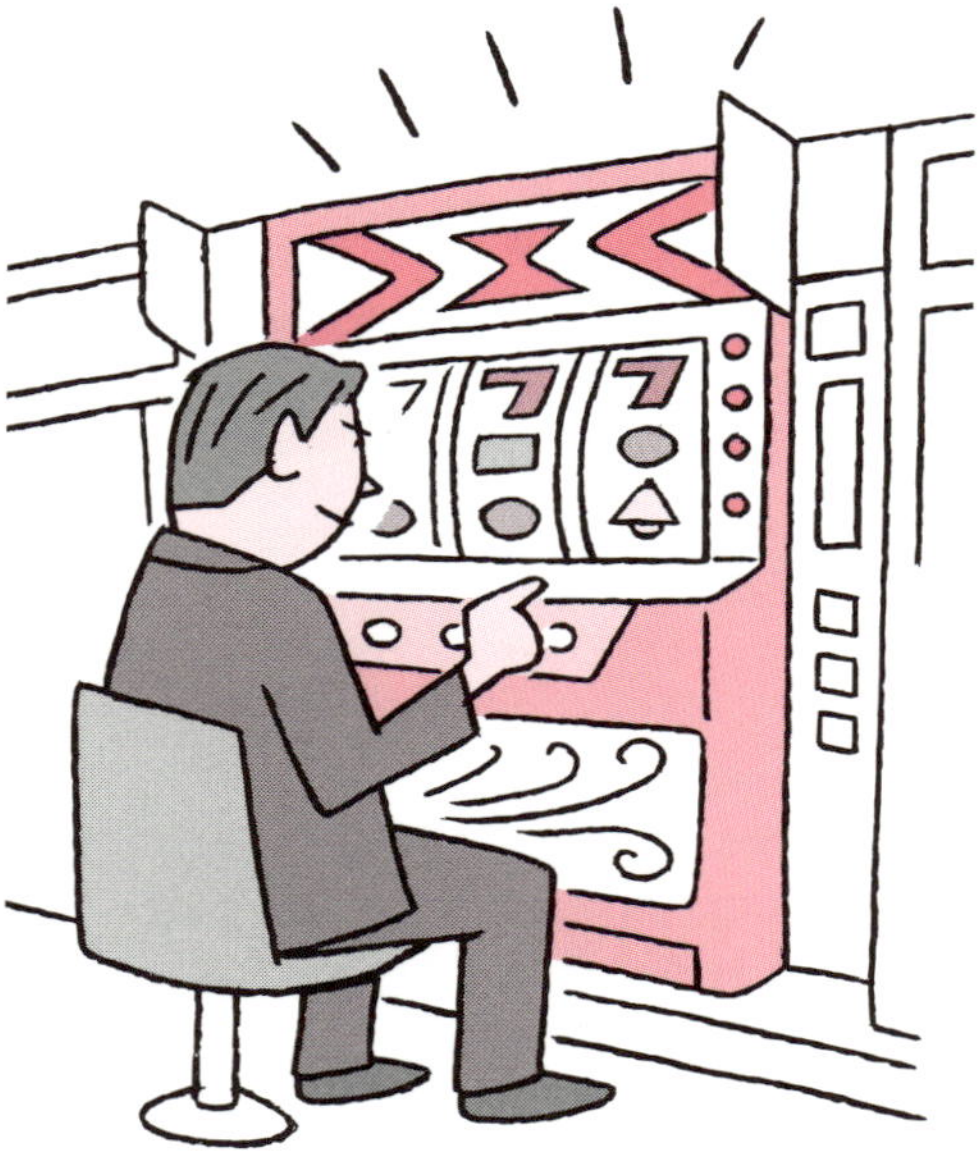

学生時代から楽しんでいるパチンコだけでなく、パチスロにもはまった

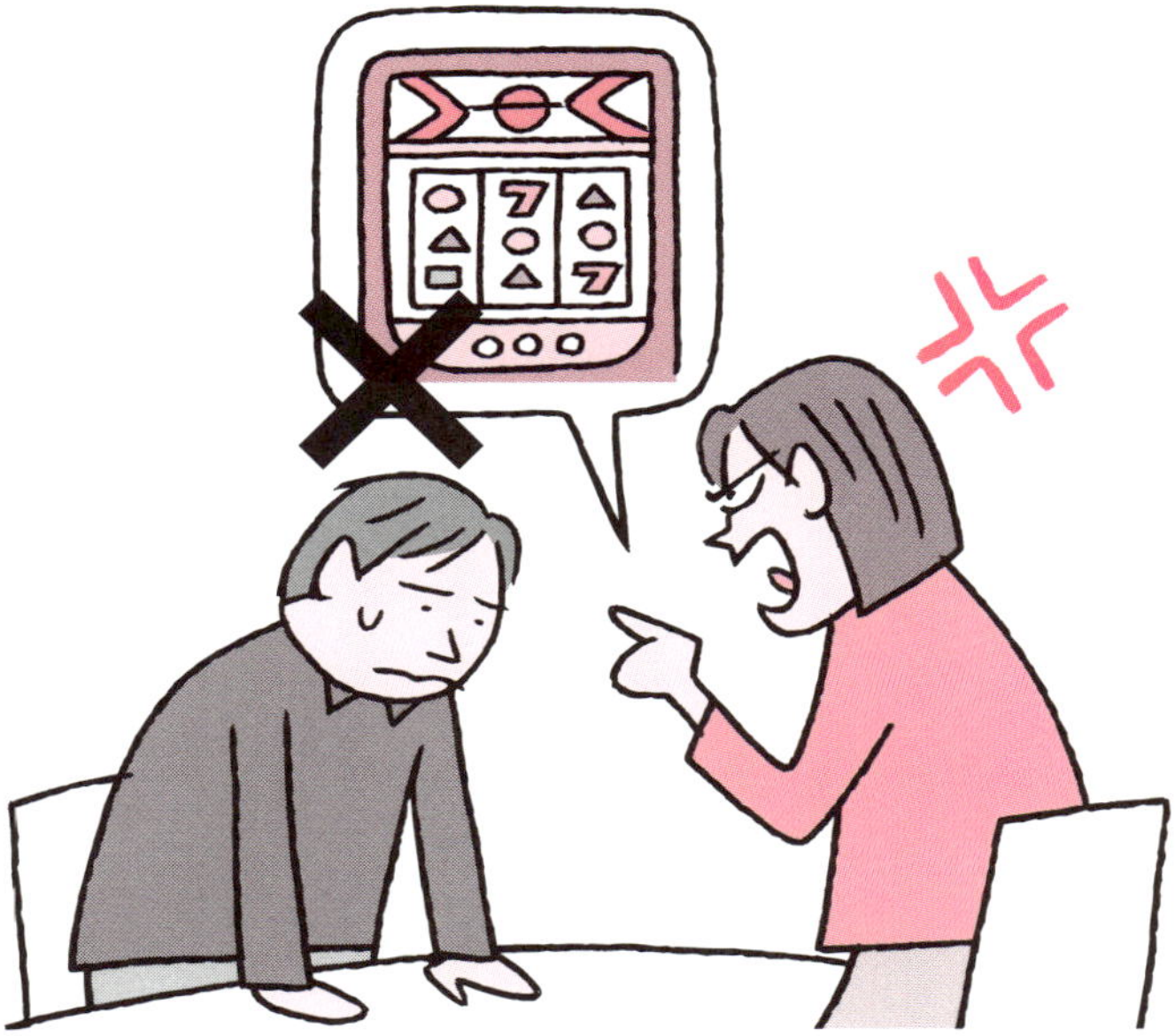

2 やがてパチンコ・パチスロに使う金額が増え、預金に手をつけてしまい、家庭内で問題に。妻に厳しく追及されて「もう二度とやらない」と誓いました。

自分の小遣いだけではギャンブル資金が足りなくなり、預金を使ってしまった

3 しかし、約束から数ヵ月後、同僚に誘われてパチンコ店へ行き、それからまた使いこみがはじまりました。今度は預金だけでは足りず、消費者金融から借金もしました。

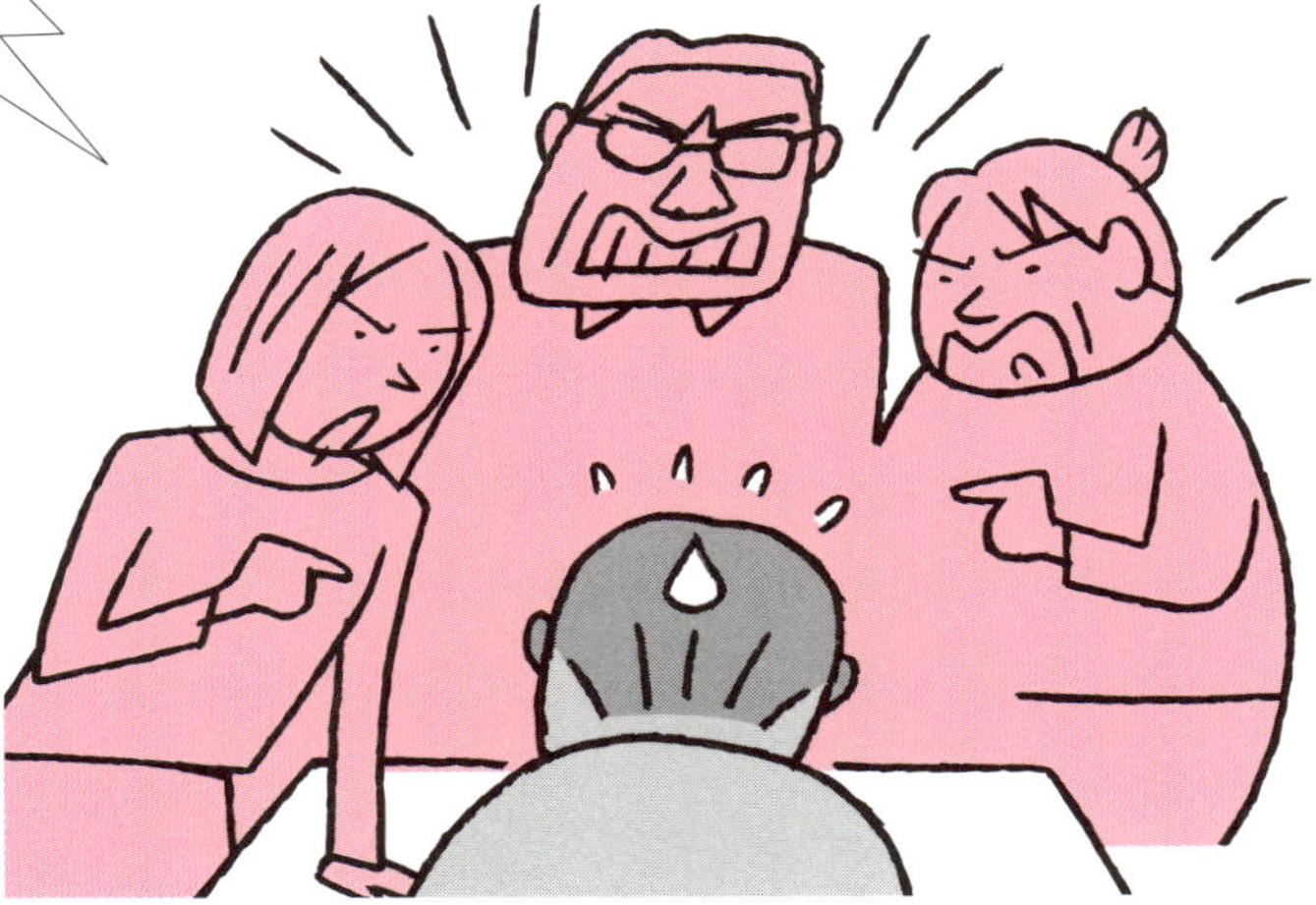

妻の両親にも知られ、大問題に。借金を隠していたことも明るみに出た

Aさんの今後

ギャンブルのために借金をして、それを家族に隠そうとしているということは、依存症が疑われます。この段階になると、家族と約束をしても、ギャンブルをやめることはなかなかできません。治療が必要です。

（嘘や借金といった依存症の症状について、くわしくは14〜23ページへ）

主な症状❶
深追い

負けをとり返そうとして「深追い」する

通常は、資金が尽きれば負けを認めてギャンブルをやめるものですが、依存症の場合、負けをとり返そうとして「深追い」します。

基本的には負ける

ギャンブルというものは基本的に、なかなか勝てないようにできています。ギャンブルを繰り返していれば、基本的には負けがこんでいくものです。

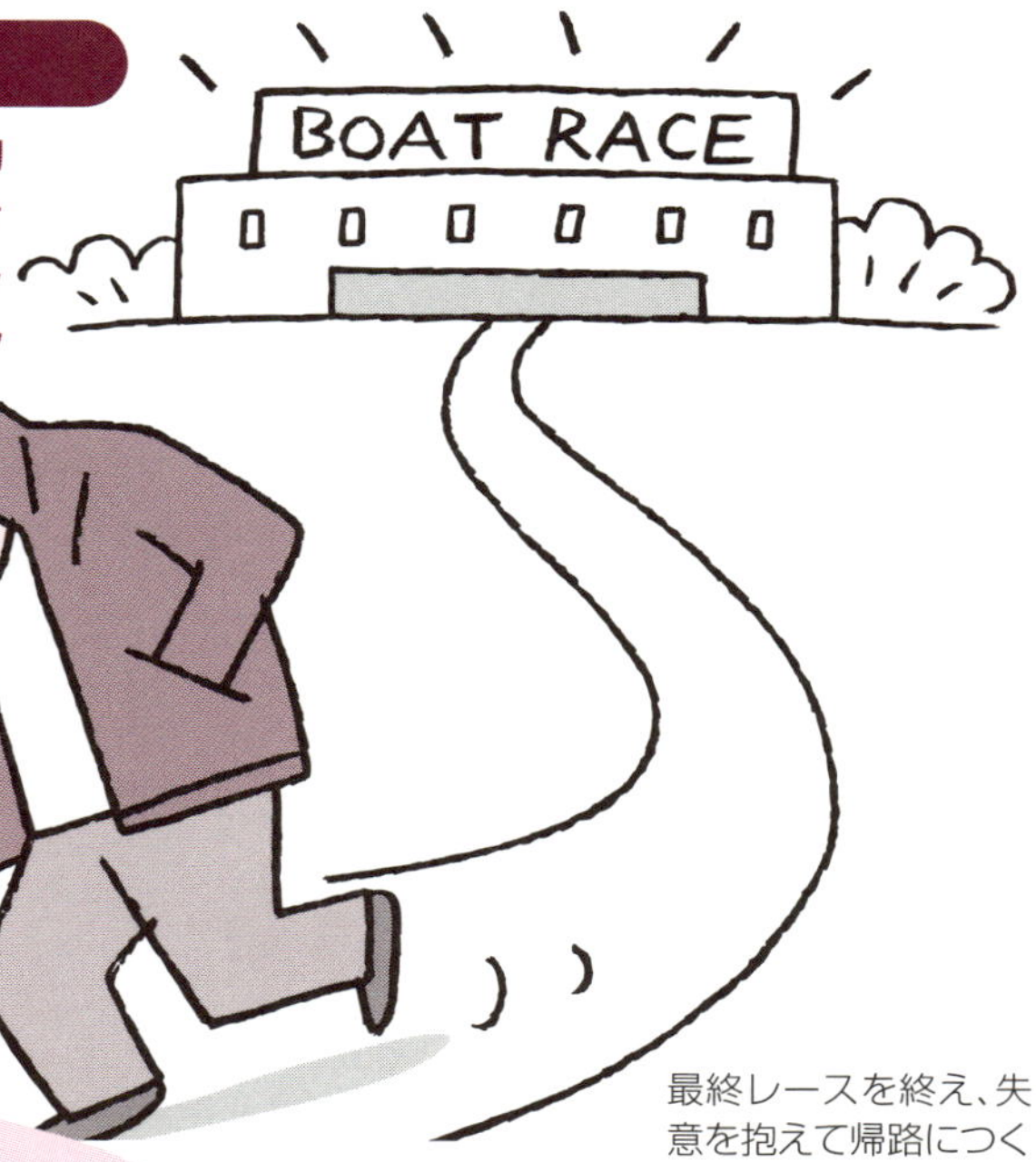

最終レースを終え、失意を抱えて帰路につくということが多い

何度も賭け続ける
依存症の人は、ギャンブルをすることが日常的な習慣になっている

負けることが多い
しかしギャンブルで勝てることは少ない。基本的には負ける

ギャンブルを切り上げることができない

依存症の人は、一定の時間や金額でギャンブルを切り上げることが、なかなかできません。

ギャンブルでは損をすることのほうが多いわけですが、依存症の人には、負けても負けても、勝つまで勝負を続け、負けをとり返そうとする傾向があります。「深追い」をしてしまうのです。

また、運良く勝ったときにも、「もう少し勝てる」と考え、勝負を続けてしまい、結局負けはじめるということがあります。

結果として、負けているときも勝っているときも、やめるタイミングがつかめず、延々と賭け続けてしまうのです。

負けをとり返すまでやる

ギャンブル依存症の人は、どれだけ負けがこんでも、その負けをとり返そうとして、またギャンブルをします。勝つまで「深追い」していくのです。

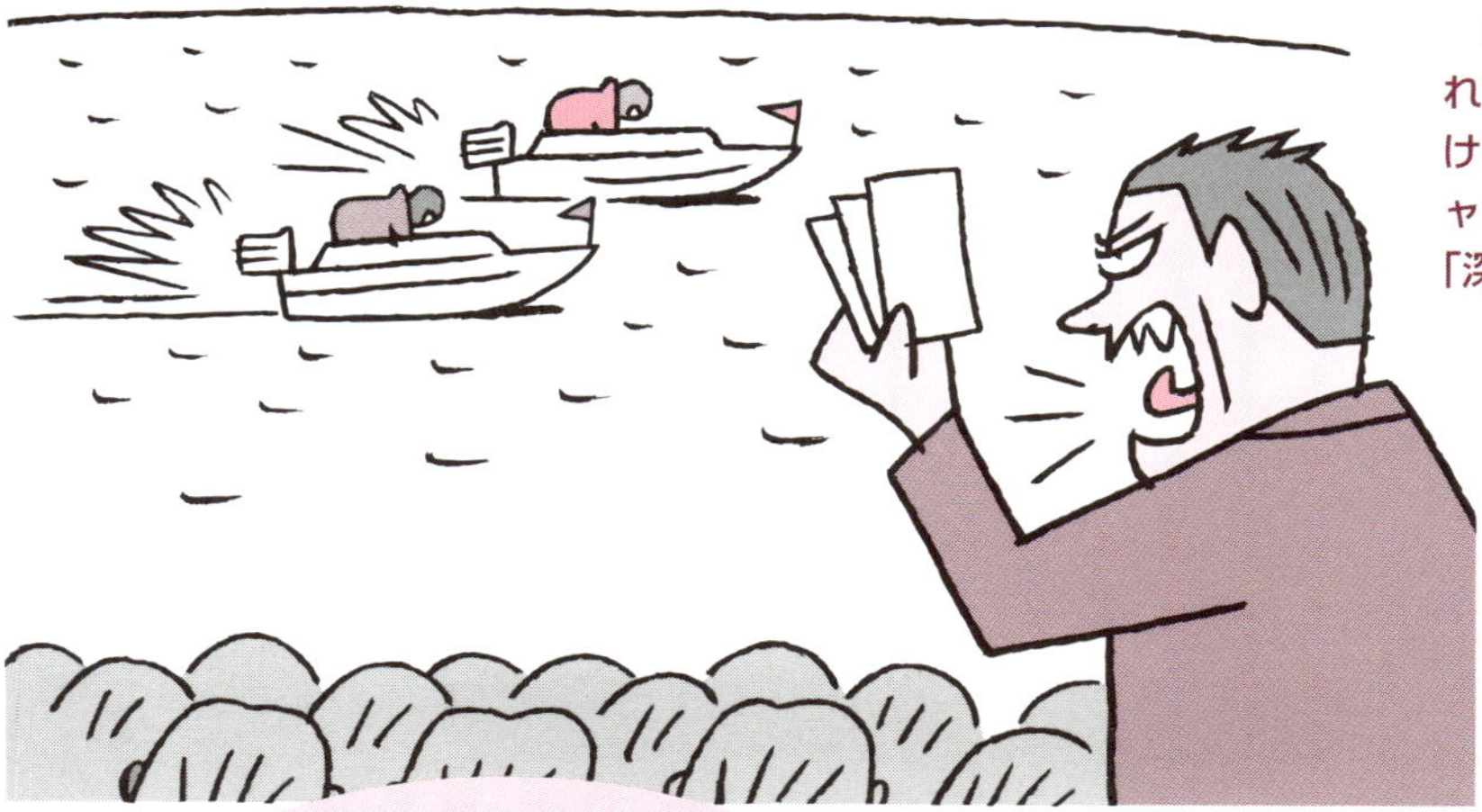

大負けしてお金を使い果たした翌日に、借金をしてギャンブル場へ行く

負けをとり返そうとする
お金をすったあと、負けをとり返すためにまたギャンブルをする

→

勝ちを深追いする
勝つまで賭け続けようとする。しかし、その日がくることはない

本人の心理

本当に勝てると思っている

ギャンブルの負けをギャンブルでとり戻すのは、まず不可能でしょう。しかし依存症の人は、本当に勝てると思っています。冷静な判断ができなくなっているのです。

ここでやめるわけにはいかない

これだけ負けているのだから、もうすぐ勝てるはずだ

主な症状❷
嘘

証拠を隠したり、嘘をついたりする

依存症は「否認の病」だといわれます。本人は、依存していることをまわりの人に隠し、認めようとしないのです。

ギャンブルを続けるために嘘をつく

ギャンブル依存症の人は多くの場合、家族など身近な人に、ギャンブルのことを隠します。

ギャンブルにのめりこむのは問題だと、本人もわかっています。わかっているから、隠そうとするのです。また、隠し通せているうちは、ギャンブルを続けることができるという意識もあります。

家族やまわりの人は、本人が嘘をついてでもギャンブルを続けようとする姿をみると、失望するかもしれません。しかし、これは病気の症状のひとつです。病気を治療すれば解消します。本人が人として変わってしまったわけではないのだと、理解してください。

よくないという自覚はある

依存症の人には多くの場合、自分がよくないことをしているという自覚はあります。ギャンブルのやりすぎが問題だということは、わかっているのです。

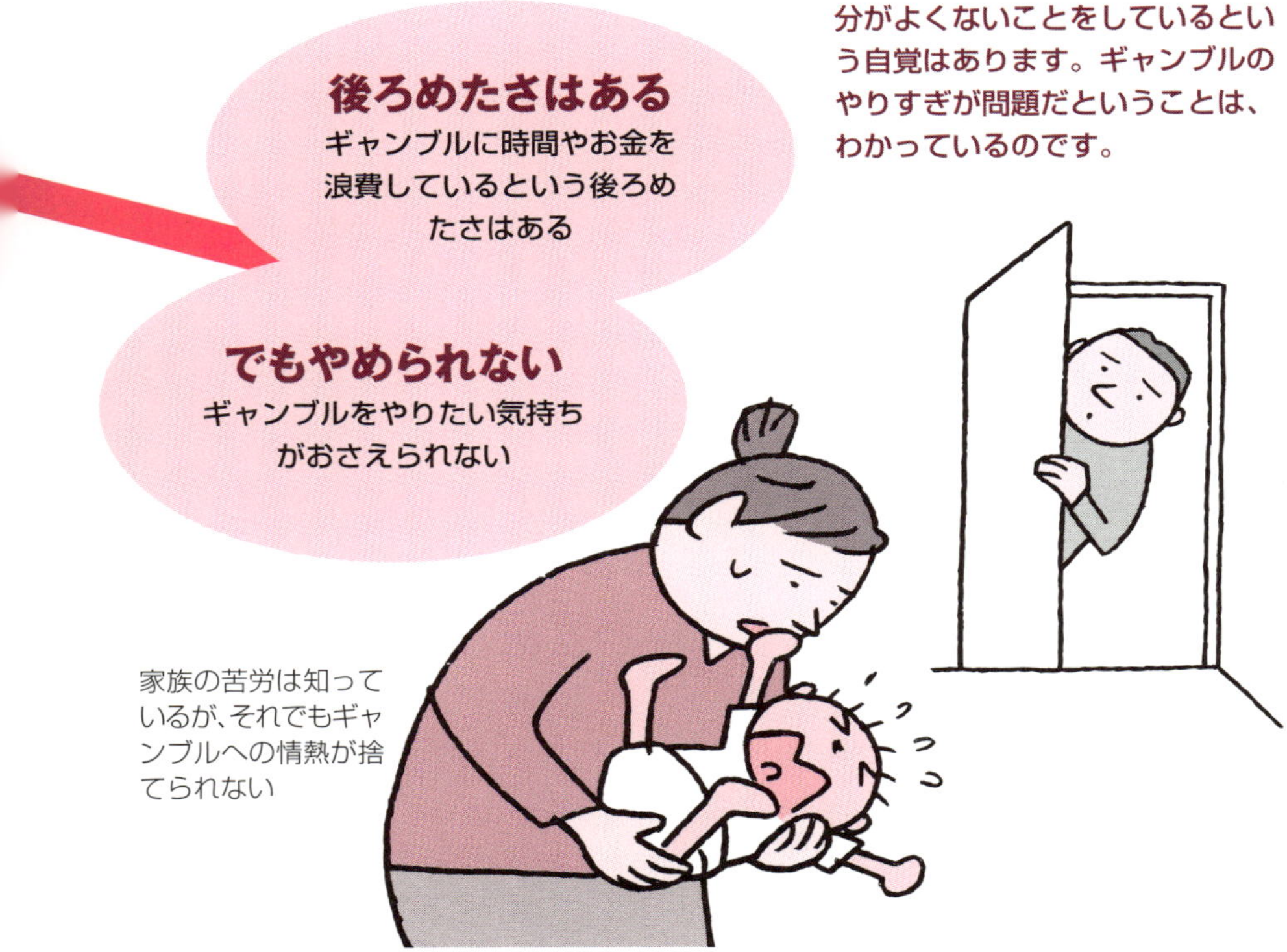
後ろめたさはある
ギャンブルに時間やお金を浪費しているという後ろめたさはある
でもやめられない
ギャンブルをやりたい気持ちがおさえられない

家族の苦労は知っているが、それでもギャンブルへの情熱が捨てられない

嘘や隠し事が増えていく

ギャンブルは問題だとわかっているため、ギャンブルをしていることを人に隠そうとします。とくに家族に対して、嘘や隠し事が増えていきます。

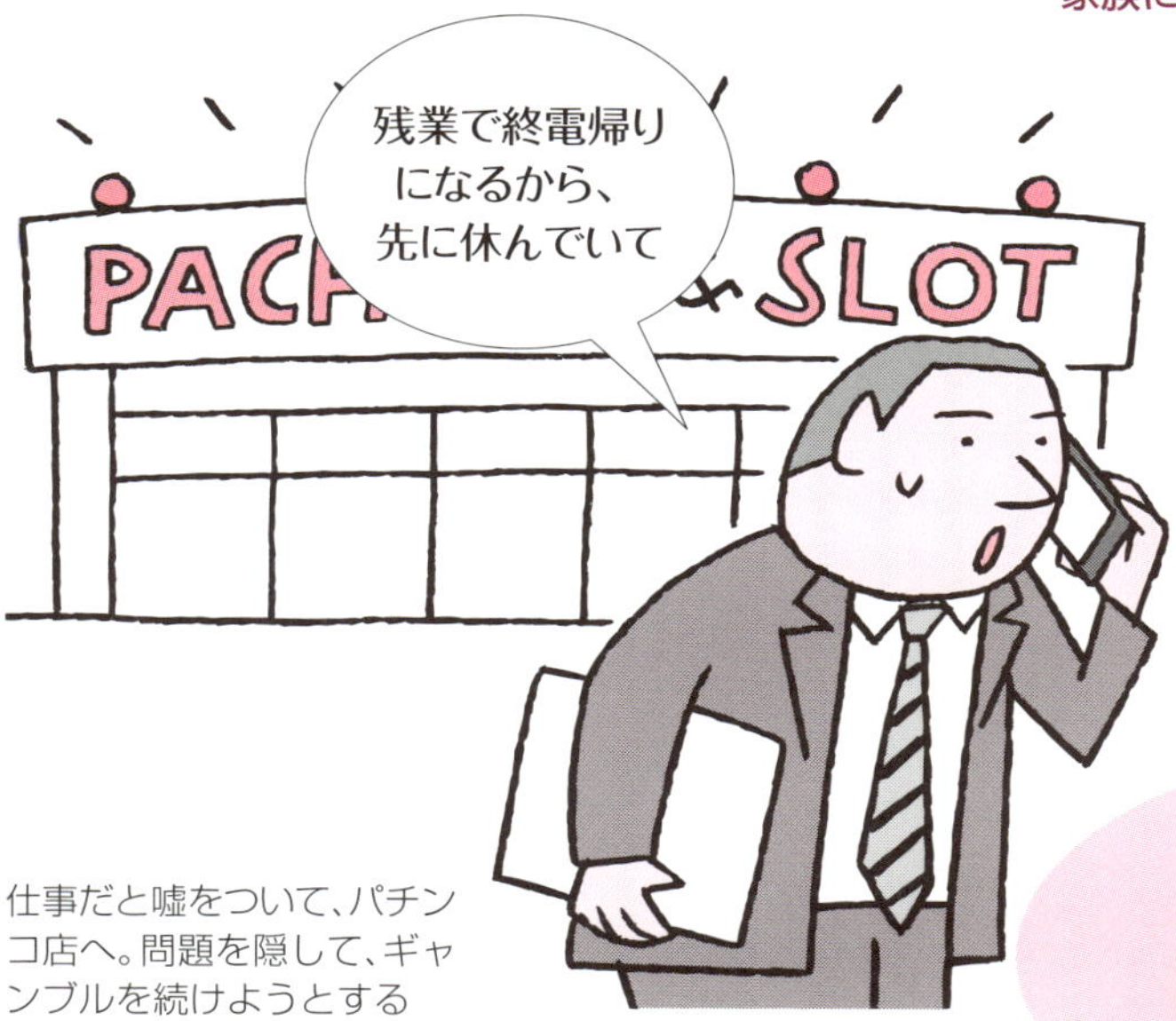
残業で終電帰り
になるから、
先に休んでいて
PACH
SLOT

仕事だと嘘をついて、パチンコ店へ。問題を隠して、ギャンブルを続けようとする

嘘をつく
「やっていない」「それほどお金を使っていない」などと嘘をつく

証拠を隠す
賞品や馬券などギャンブルの証拠を隠す。勝っても言わないようになる

本人の心理

知られたら終わりだという恐怖も

本人には「問題になるから隠しておこう」という意識があり、「知られたらギャンブルをやめさせられる」という恐怖もあります。

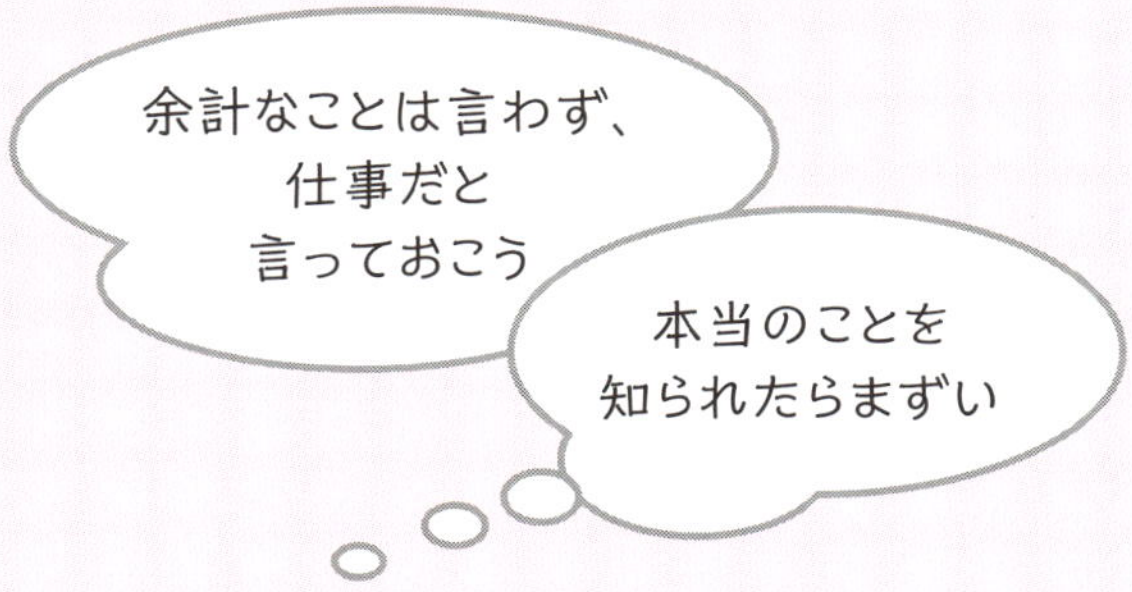
余計なことは言わず、
仕事だと
言っておこう
本当のことを
知られたらまずい

主な症状❸
借金

ギャンブルのための借金がかさむ

ギャンブル依存症の人の多くが、ギャンブルのために借金をします。しかも一度かぎりではなく、何度も繰り返すのです。

数十万円単位の借金が当たり前に

依存症になると、賭け方が過激になっていきます。最初は一日数千円でも楽しめていたことに興奮できなくなり、数万円、数十万円を使うようになっていくのです。

これは、脳がギャンブルの刺激に慣れ、より強い刺激を求めるため（四一ページ参照）です。

やがて資金が不足し、借金をします。借金も最初は少額ですが、そのうち数十万円単位が当たり前のようになっていきます。

本人には返済能力がないため、家族などが肩代わりをします。しかし依存症という根本的な問題が解決していなければ、借金はいずれまた繰り返されてしまいます。

賭け金が増えていく

多くの人は、小遣いなど、自分の使えるお金でギャンブルを楽しんでいます。しかし依存症の人は、その範囲を超えて、お金を使いこんでいきます。

物足りない
以前と同じ賭け金では満足できなくなる

↓

エスカレート
賭ける金額が増える。エスカレートしていく

↓

借金をする
手持ちのお金では足りなくなり、借金をする

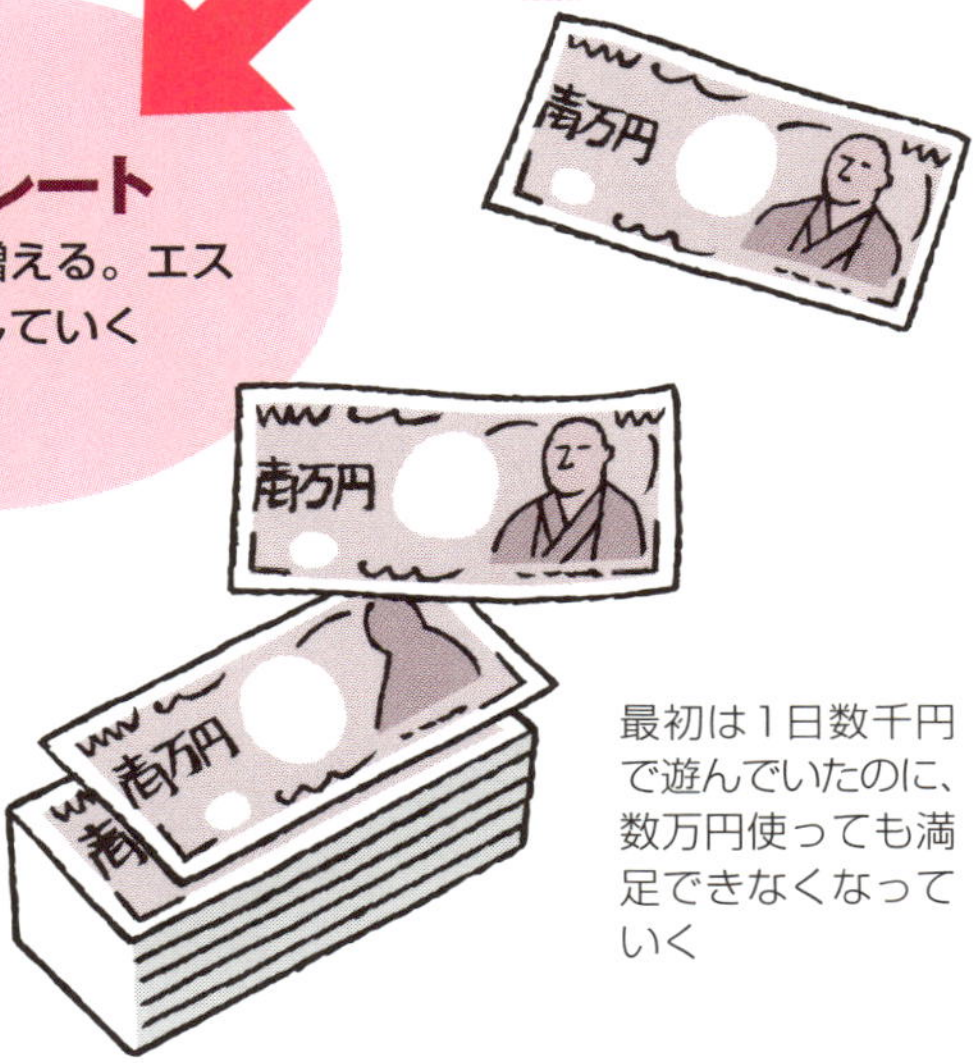
最初は1日数千円で遊んでいたのに、数万円使っても満足できなくなっていく

ひとつの金融機関からお金を借りられなくなると、ほかの金融機関から借金をする

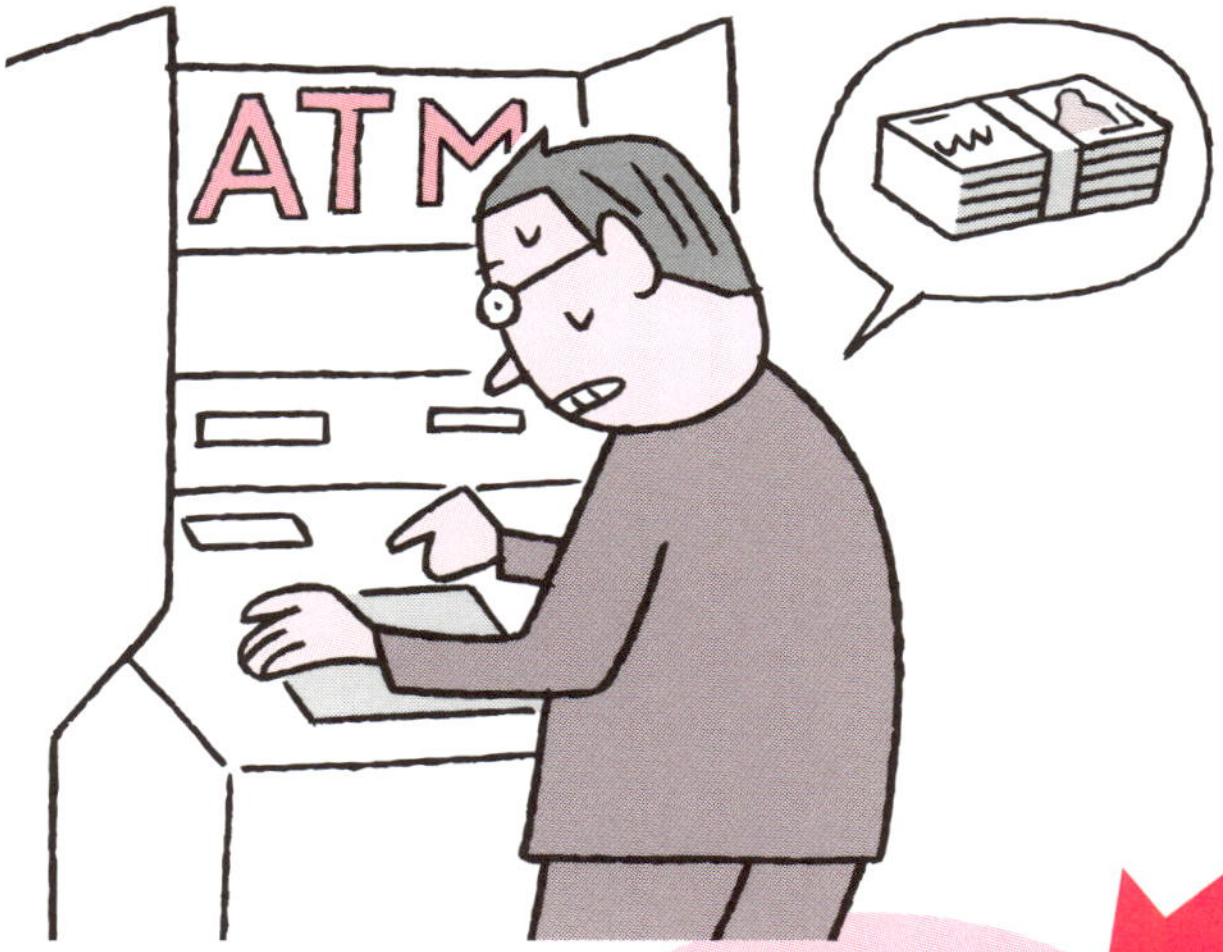

借金を繰り返すように

借金はいずれ、家族などまわりの人に知られることになります。そしてまわりの人の協力で返済するわけですが、依存症の人はその後、借金を繰り返してしまいます。

人に返してもらう
ギャンブルでつくった借金を、家族などまわりの人に返済してもらう

また借金をする
しかし後日、ギャンブルをするためにまた借金をつくってしまう

人に頼って清算してもらい、また借金するということを繰り返す

本人の心理

清算するために勝たなければ

本人は、借金を清算するためにはギャンブルに勝つしかないと考えています。それ以外の手段は考えられなくなっていて、そのため、借金の額がさらに増えていくのです。

いまギャンブルをやめれば、借金だけが手元に残る

勝って借金を清算すれば、ギャンブルをやめられる

主な症状❹ 考えのゆがみ

賭け事への意識や金銭感覚が乱れる

依存症の状態が続くと、考え方がゆがんでいきます。ギャンブルの問題を軽視したり、お金の使い方が変わっていったりします。

問題意識が弱い

依存症の場合、本人がギャンブルのことを問題だと認識してはいるものの、かなり軽視していて、問題意識が弱いということがあります。

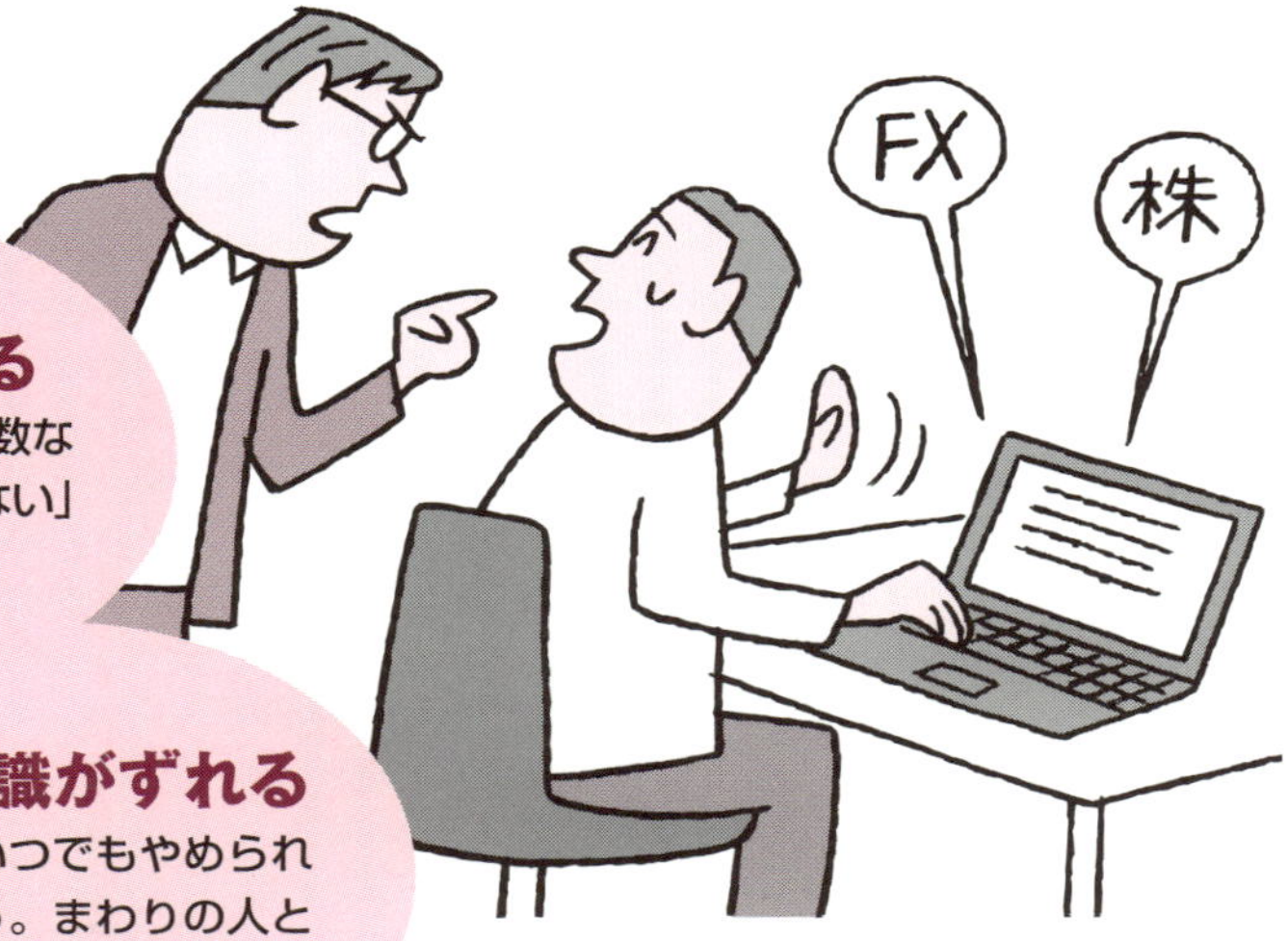

問題を軽視する
本人はギャンブルの回数などを「それほどひどくない」と軽視する

自己認識がずれる
本人は「いつでもやめられる」と言う。まわりの人と認識がずれている

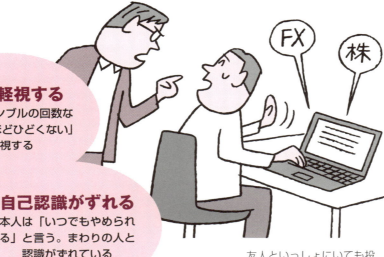

友人といっしょにいても投機のことを気にしている。それを注意されても、聞き流す

非常識な言動をするようになっていく

依存症の人は、ギャンブルを中心に物事を考えようとするため、考え方がゆがみ、非常識な言動をするようになっていきます。

とくにゆがみやすいのが、金銭感覚です。「家族の預金を使いこむ」「自分では返せないほどの借金を背負う」といった大問題を起こしても、問題意識をそれほど強くもてなくなったりします。

家族などまわりの人にしてみればとんでもないことですが、これも病気の症状のひとつです。話し合いだけで解決できることではないので、治療によって、本人の意識や考え方の見直し（六六ページ参照）をはかっていきましょう。

考え方がゆがんでいく

依存症の状態が続くと、「問題意識の弱さ」のような認識のずれが、拡大していきます。本人の考え方に、さまざまなゆがみがみられるようになるのです。

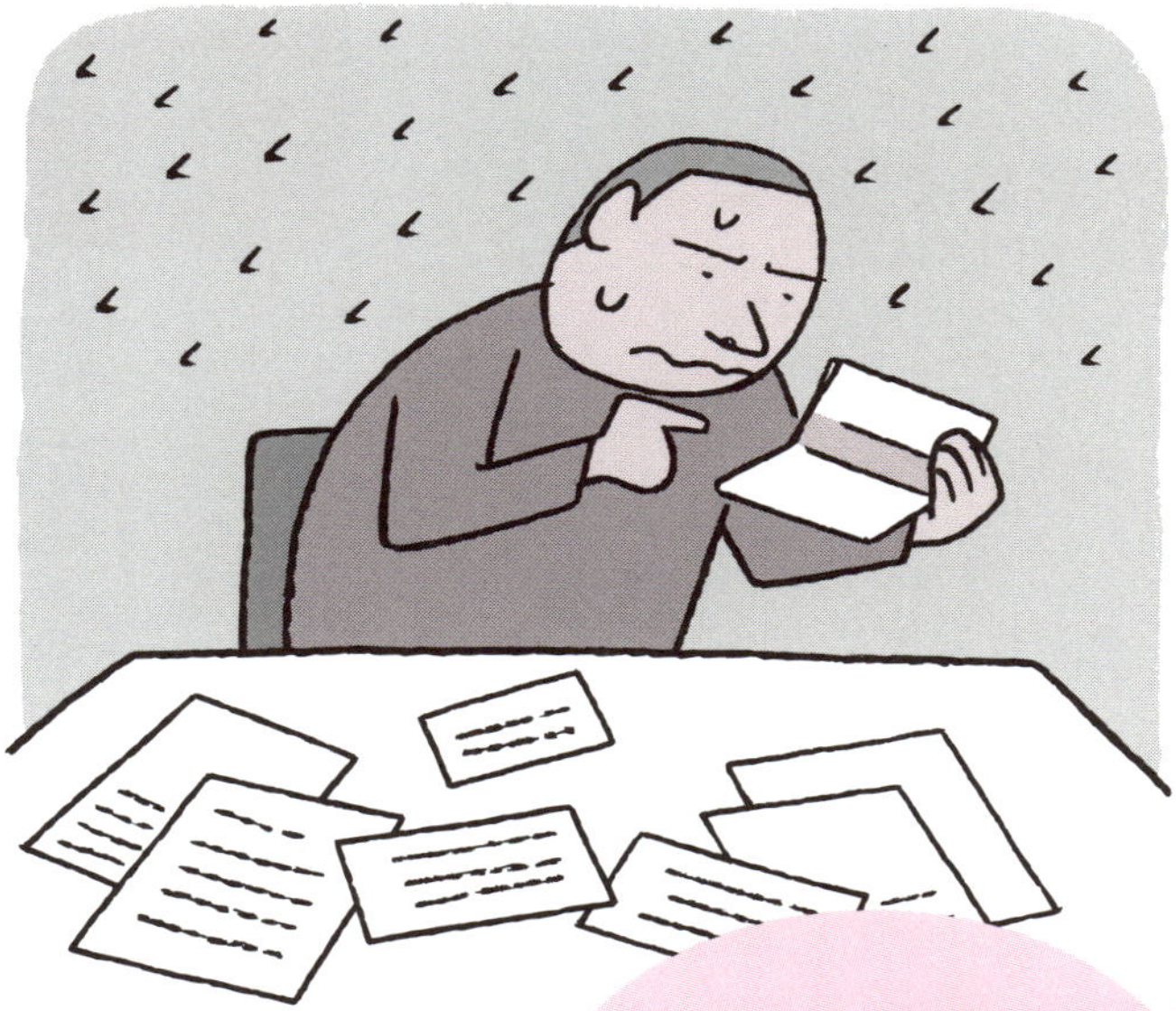

家族に無断で生命保険を解約し、返戻金をギャンブル代に。物事の優先順位が乱れてしまう

賭け事への意識
賭け事を客観的にみられない。「次は勝てる」などと思いこむ

金銭感覚
数十万円の借金を繰り返すなど、金銭感覚が乱れる

生活感
住宅費をギャンブル代に使うなど、生活感も乱れていく

本人の心理

ギャンブルを正当化しようとする

ギャンブルを正当化するために、ほかのことを軽視するようになっていきます。そのため、考え方がずれていってしまうのです。

自分は適度にギャンブルを楽しんでいる

家にはまだ使える金がある、余裕はある

主な症状❺ 一時的な反省

「二度としない」と約束するが、守れない

依存症の人は問題が明らかになると、反省します。しかし一時的な反省にしかならず、時間がたつと再びギャンブルに手をつけてしまいます。

反省してやめようとする

本人は心のどこかに罪悪感をもちながら、ギャンブルをしています。問題が表面化し、厳しく注意されると、反省してやめようとします。

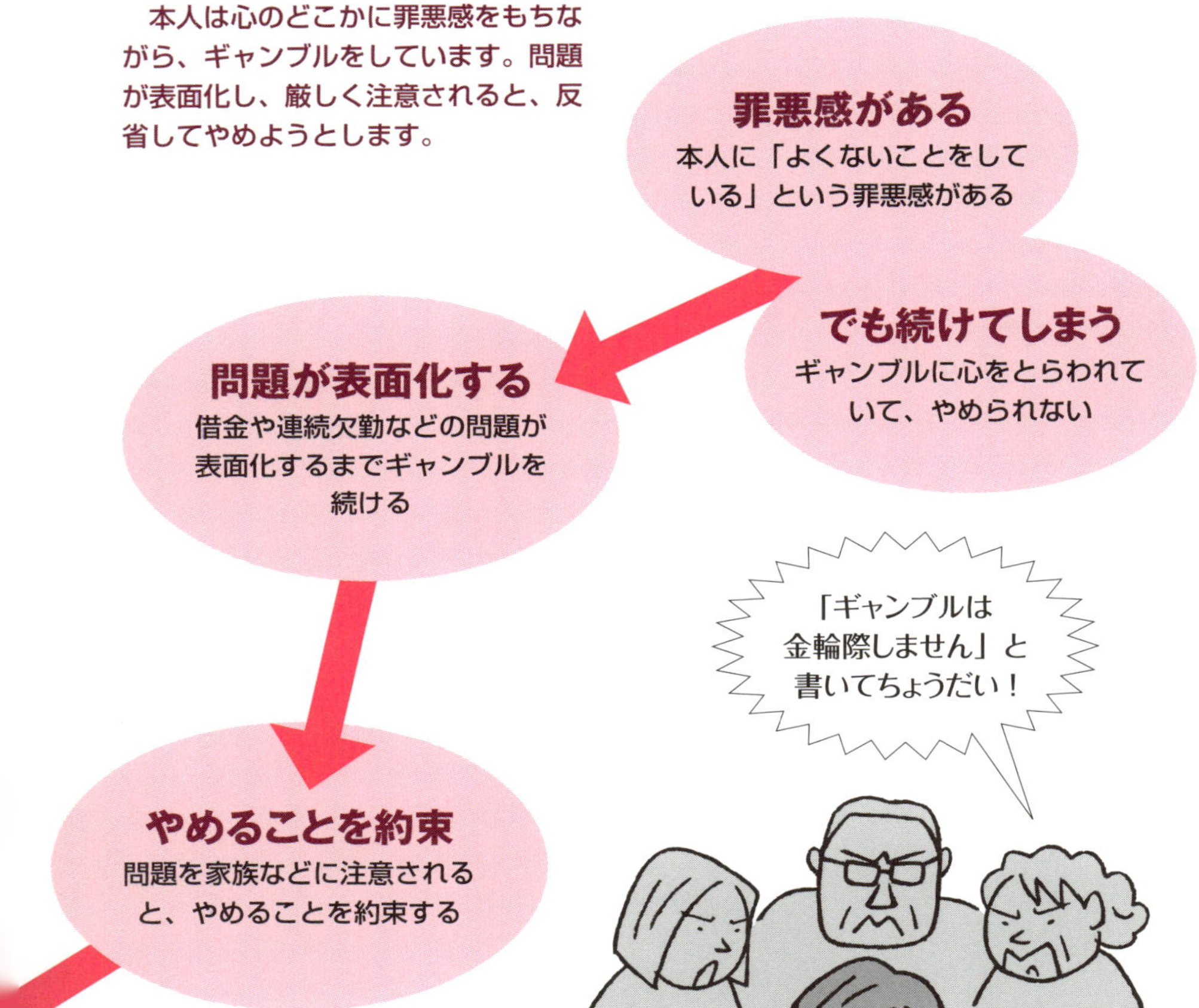
罪悪感がある
本人に「よくないことをしている」という罪悪感がある
問題が表面化する
借金や連続欠勤などの問題が表面化するまでギャンブルを続ける
やめることを約束
問題を家族などに注意されると、やめることを約束する
でも続けてしまう
ギャンブルに心をとらわれていて、やめられない

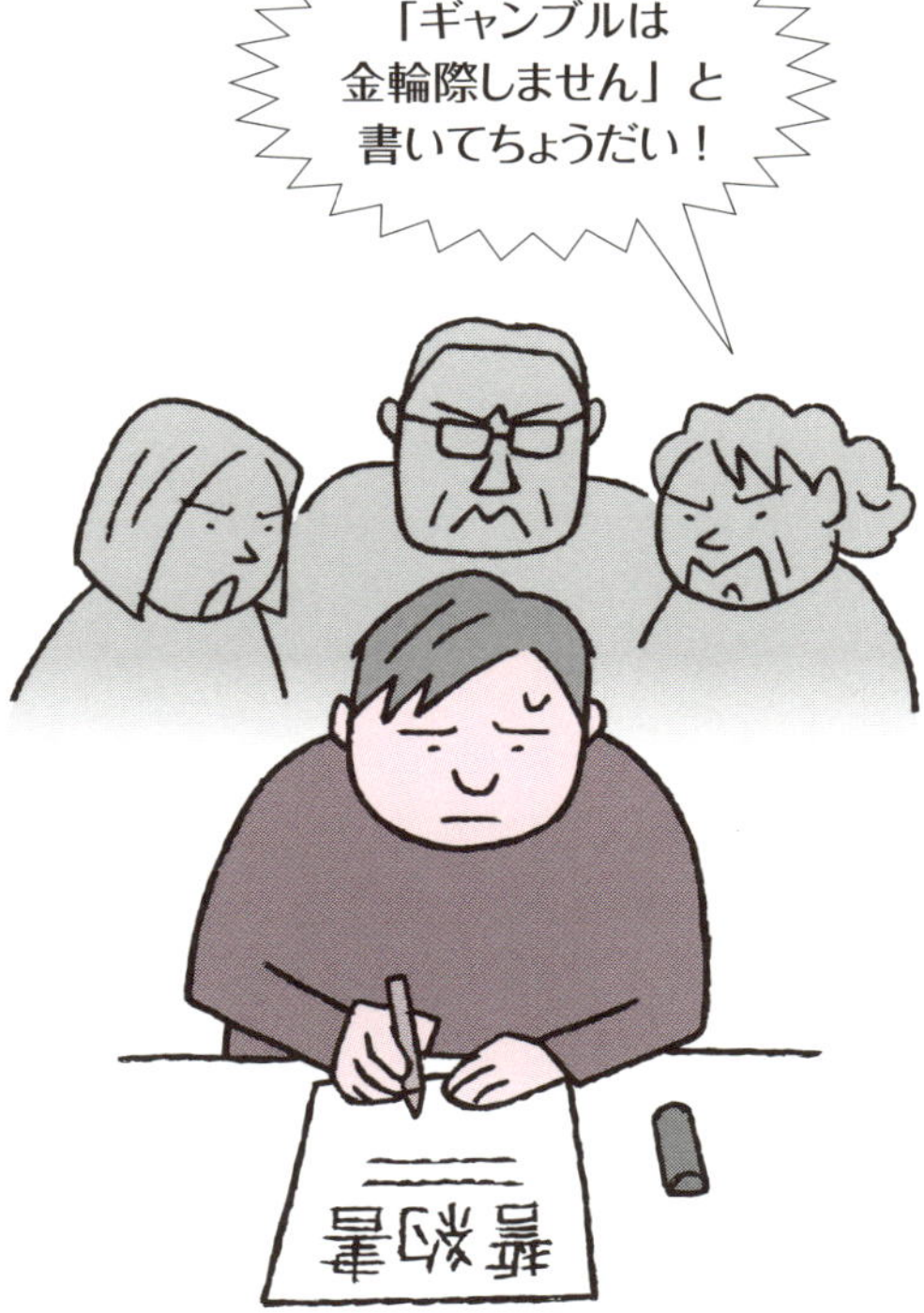
「ギャンブルは金輪際しません」と書いてちょうだい！

借金が親族間で大問題になり、誓約書を書くことになるというケースもある

強く決意しても守りきれない

依存症の人の多くが、過去に一度はギャンブルをやめています。家族と約束して誓約書をつくる人や、決意のあかしとして店舗の会員カードを処分する人もいます。

しかし、約束を守り通すことは簡単ではありません。依存症の人の脳はギャンブルにとらわれ、意志の力だけで行動パターンを変えることは難しいのです。そのため、反省が一時的なものになってしまいます。

しかし再発する

本人は本心から反省しています。しかし固く約束をしても、ギャンブルをする習慣が再発してしまうことがあります。

再発のきっかけは人それぞれだが、「遠方への出張」など、ひとりで時間をもてあますときが危ない

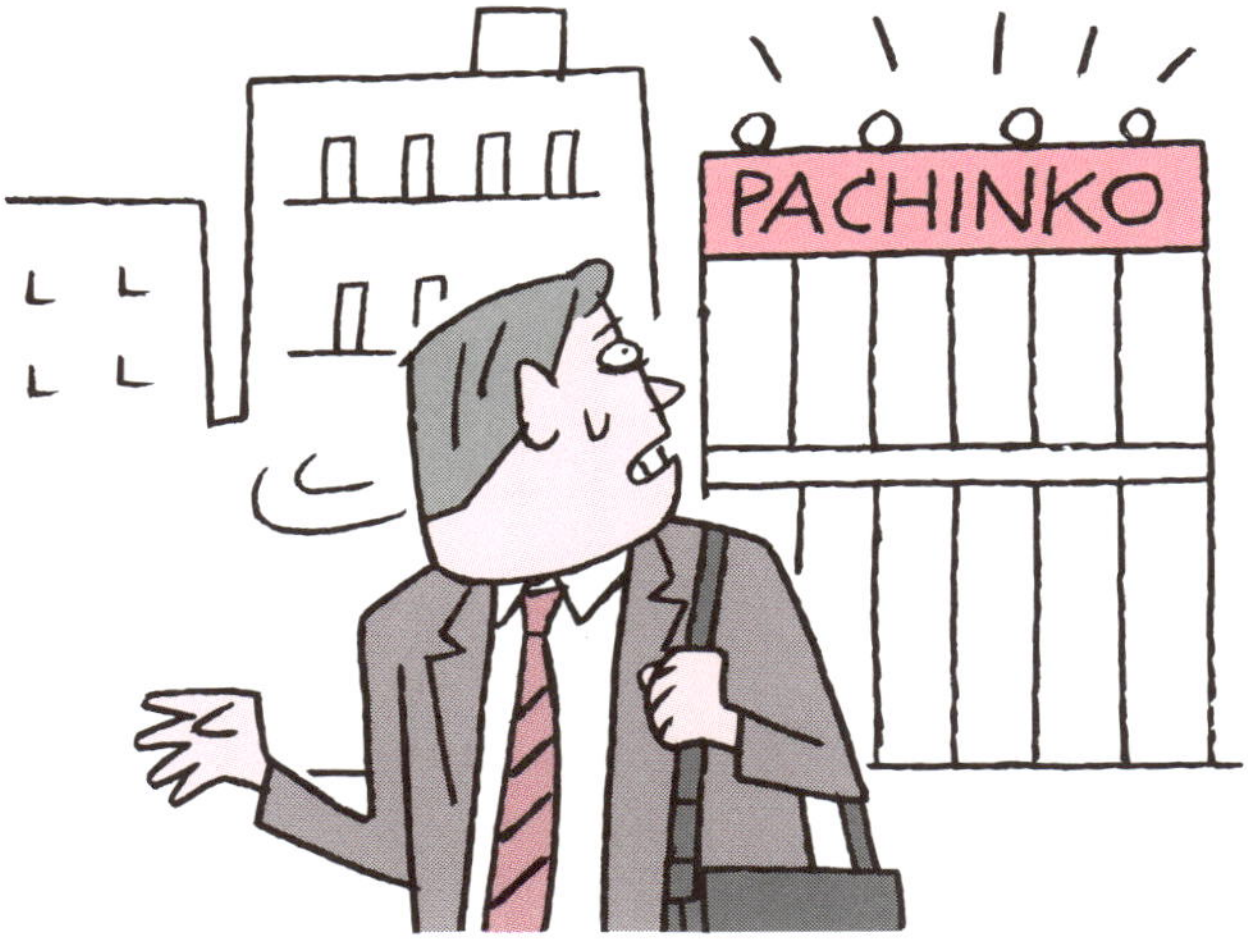
PACHINKO

仕事中にたまたま、以前通いつめていた店の前を通り、我慢できなくなる

またやってしまう

ギャンブルをやめると約束したのに、またやってしまう

本人の心理

本当にやめようと決意している

注意されて素直に反省し、やめることを約束しているときの気持ちは本心です。本人が本気でやめようと決心してもやめられないところに、この病気のこわさがあります。

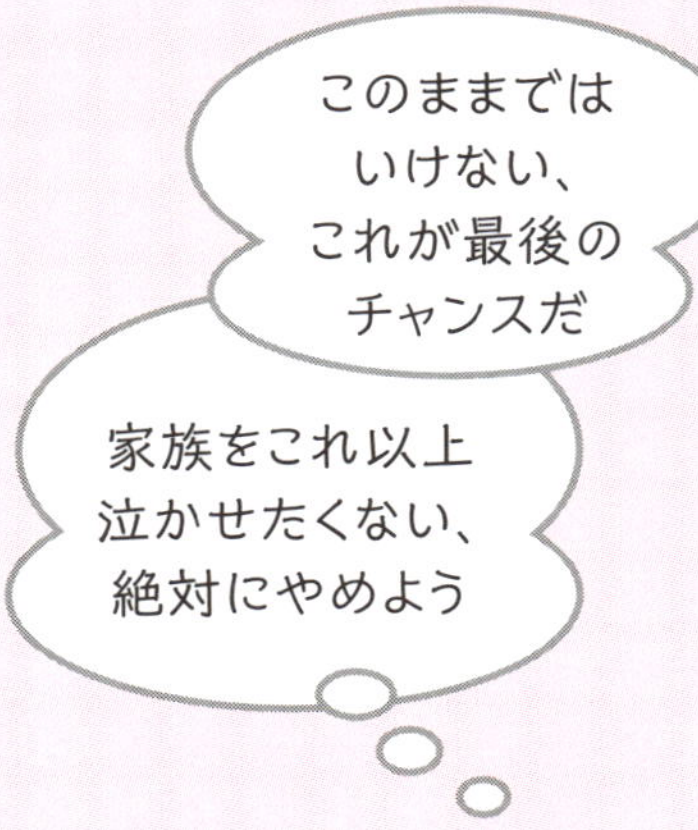
このままではいけない、これが最後のチャンスだ
家族をこれ以上泣かせたくない、絶対にやめよう

ケース例 Bさん

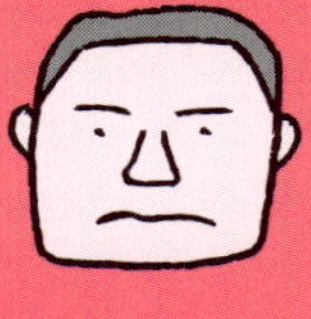

会社のお金を使いこみ、生活が破綻した

Bさんのギャンブル歴

過去に借金で問題を起こした

Bさんは20代のときに競馬で借金をつくり、父親に清算してもらったことがあります。それ以来、競馬はやめ、真面目に働いてきました。

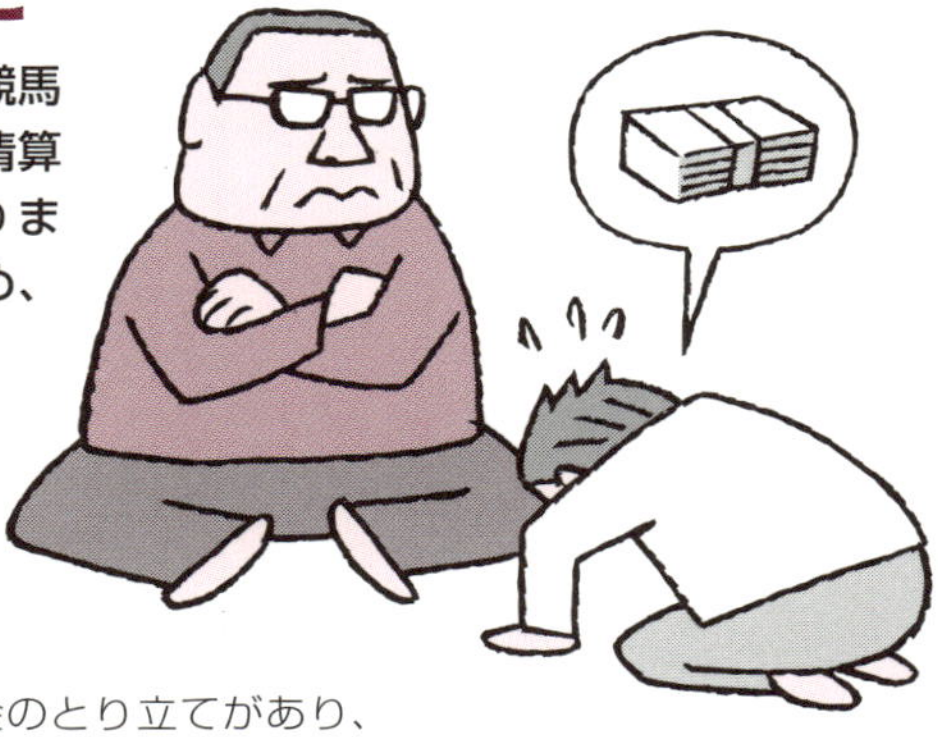

借金のとり立てがあり、父親に泣きついた

1 Bさんは現在、40代に。十数年間、ギャンブルから離れて過ごしてきましたが、最近、習慣が再発しました。同僚から、オンラインで馬券を買う方法を聞いたのです。

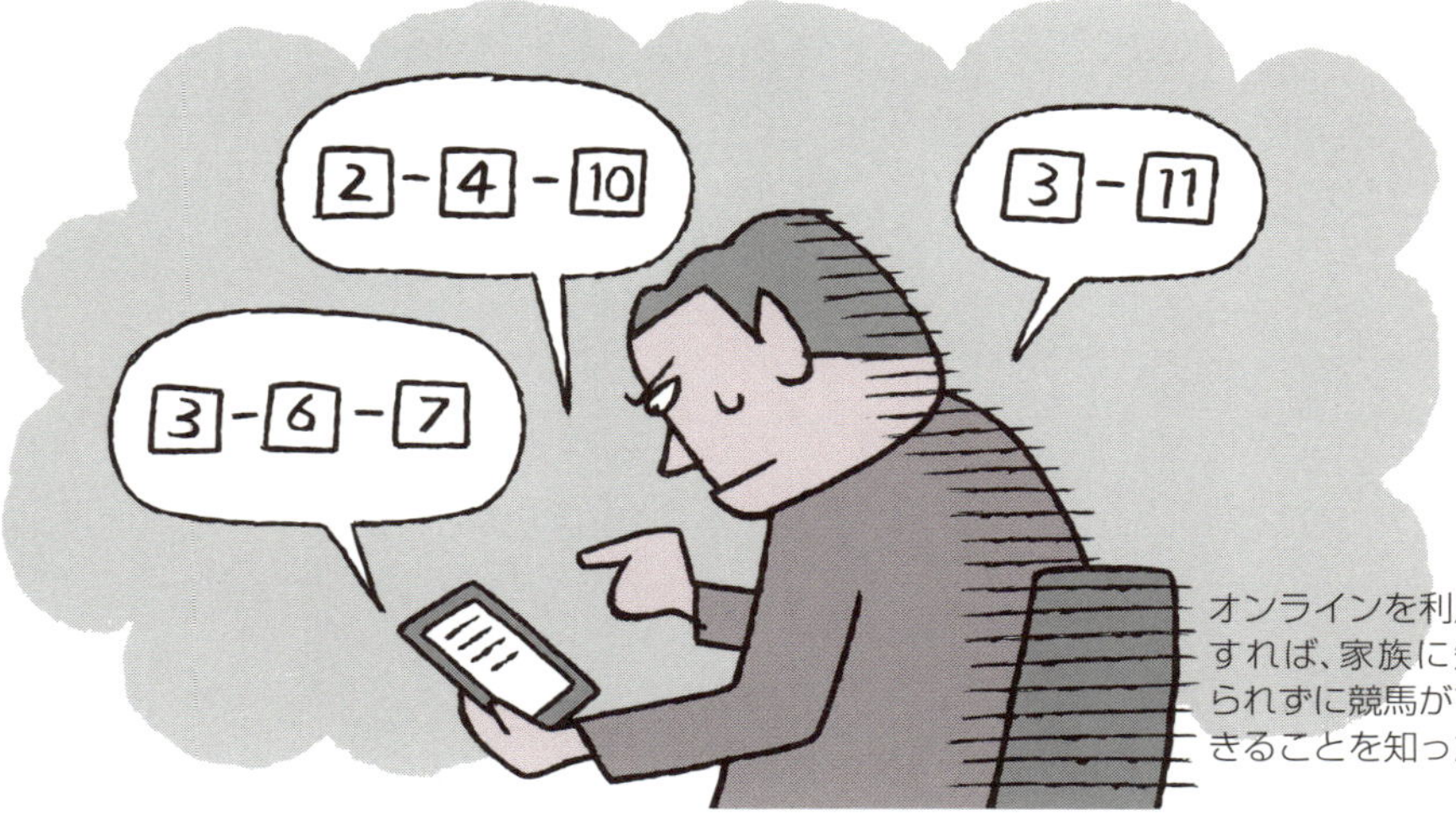

オンラインを利用すれば、家族に知られずに競馬ができることを知った

2 家族に隠れて馬券を買うようになると、すぐに資金が足りなくなり、借金生活に。Bさんは追いつめられ、会社の経理を操作して、裏金をつくるようになりました。

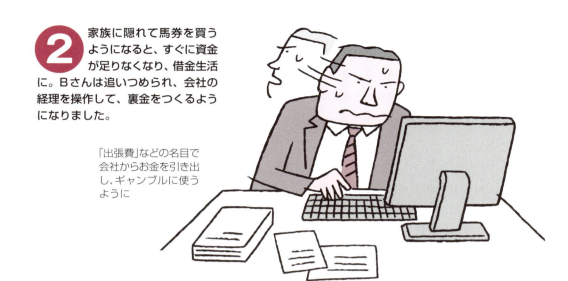

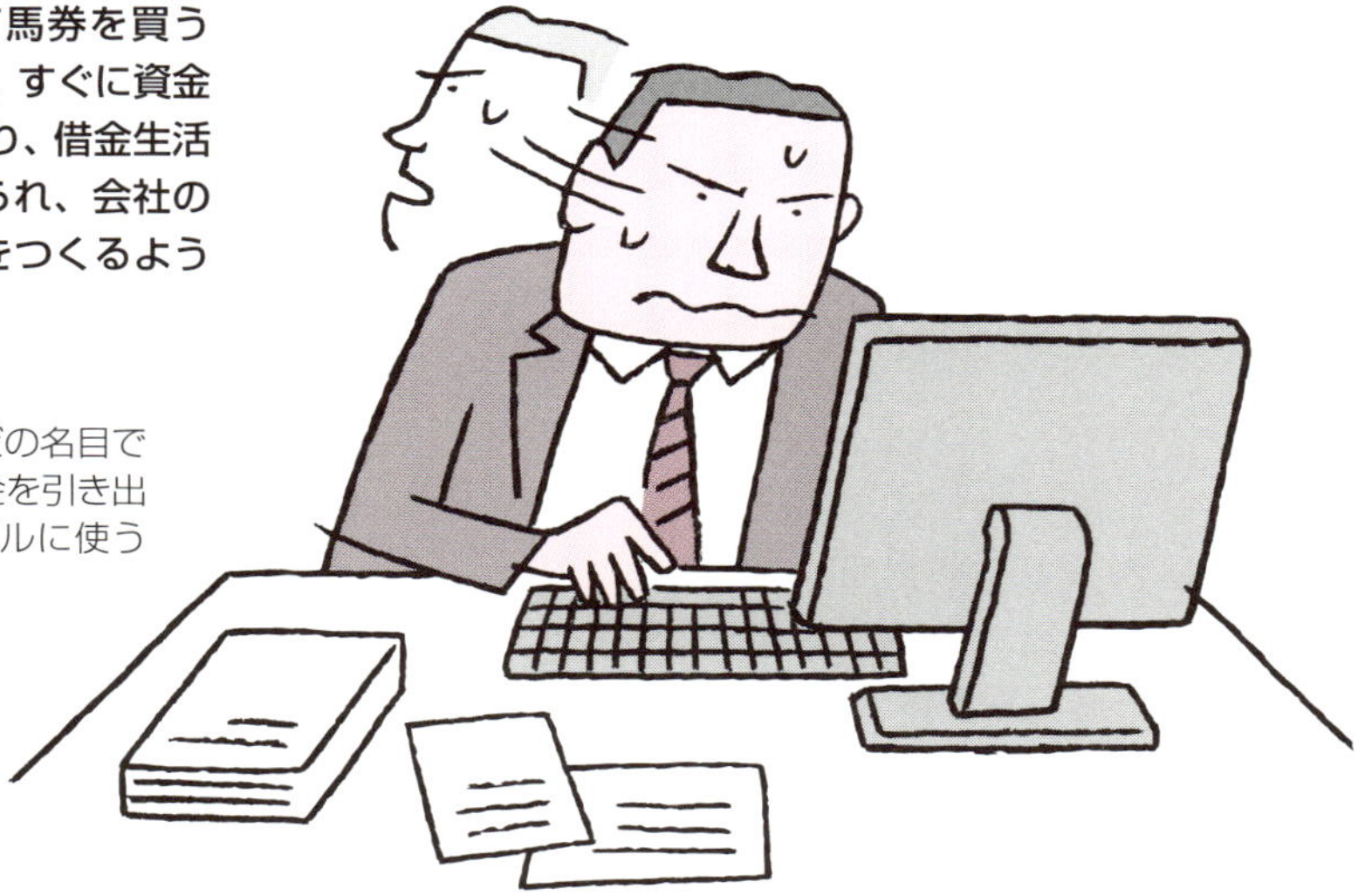

「出張費」などの名目で会社からお金を引き出し、ギャンブルに使うように

3 やがて、不正請求が明るみに。Bさんは懲戒処分の対象となり、家族には競馬で借金があることを告白。公私ともに生活が破綻してしまいました。

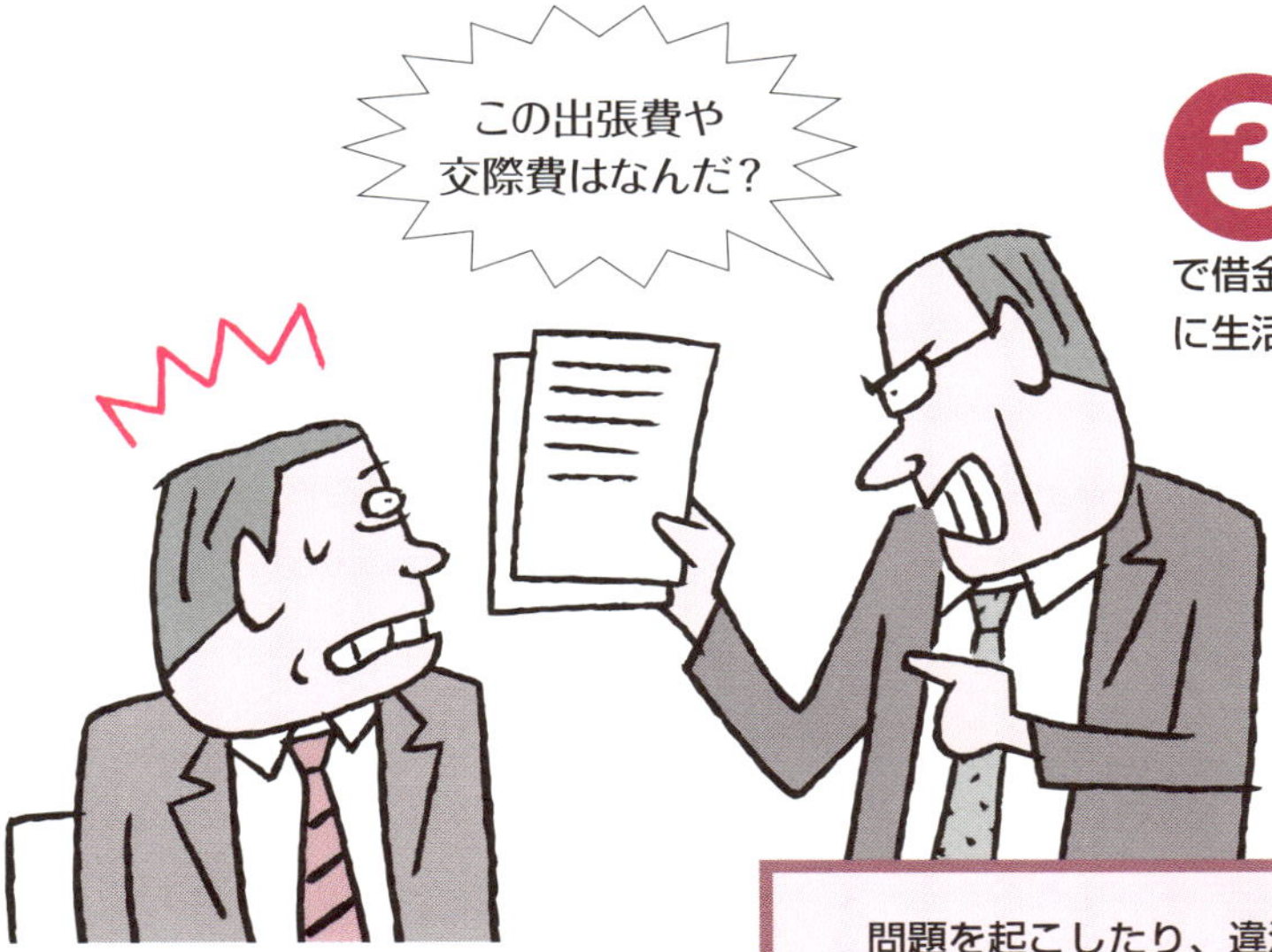

横領をはじめてから数ヵ月後、上司に詰問された

Bさんの今後

問題を起こしたり、違法行為に手をつけたりするのは、重症化したときにみられる症状です。本人と家族だけでは対処しきれません。医療機関や法律相談窓口への相談が必要です。

（生活上の問題や違法行為といった症状について、くわしくは26～29ページへ）

主な症状❻
生活上の問題

欠勤を繰り返すなどの問題を起こす

ギャンブルにのめりこむと、家庭や職場で過去にできていたことができなくなり、生活上の問題が起こります。

悪循環にはまっていく

依存症になると、ギャンブルのことばかり考え、家庭でも職場でも生活が荒れます。そのストレスから、ますますギャンブルにのめりこみます。

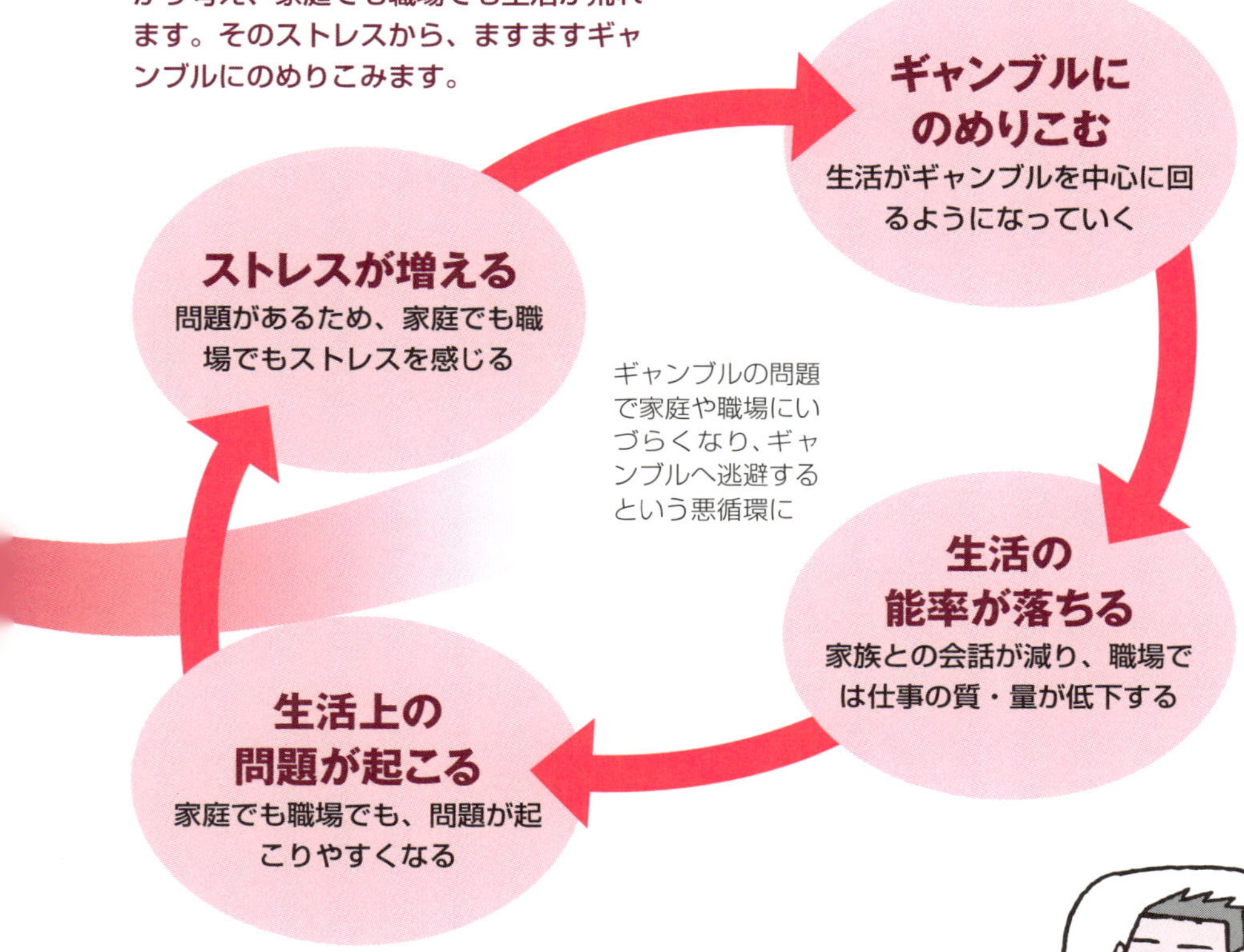
ギャンブルにのめりこむ
生活がギャンブルを中心に回るようになっていく
生活の能率が落ちる
家族との会話が減り、職場では仕事の質・量が低下する
生活上の問題が起こる
家庭でも職場でも、問題が起こりやすくなる
ストレスが増える
問題があるため、家庭でも職場でもストレスを感じる
ギャンブルの問題で家庭や職場にいづらくなり、ギャンブルへ逃避するという悪循環に

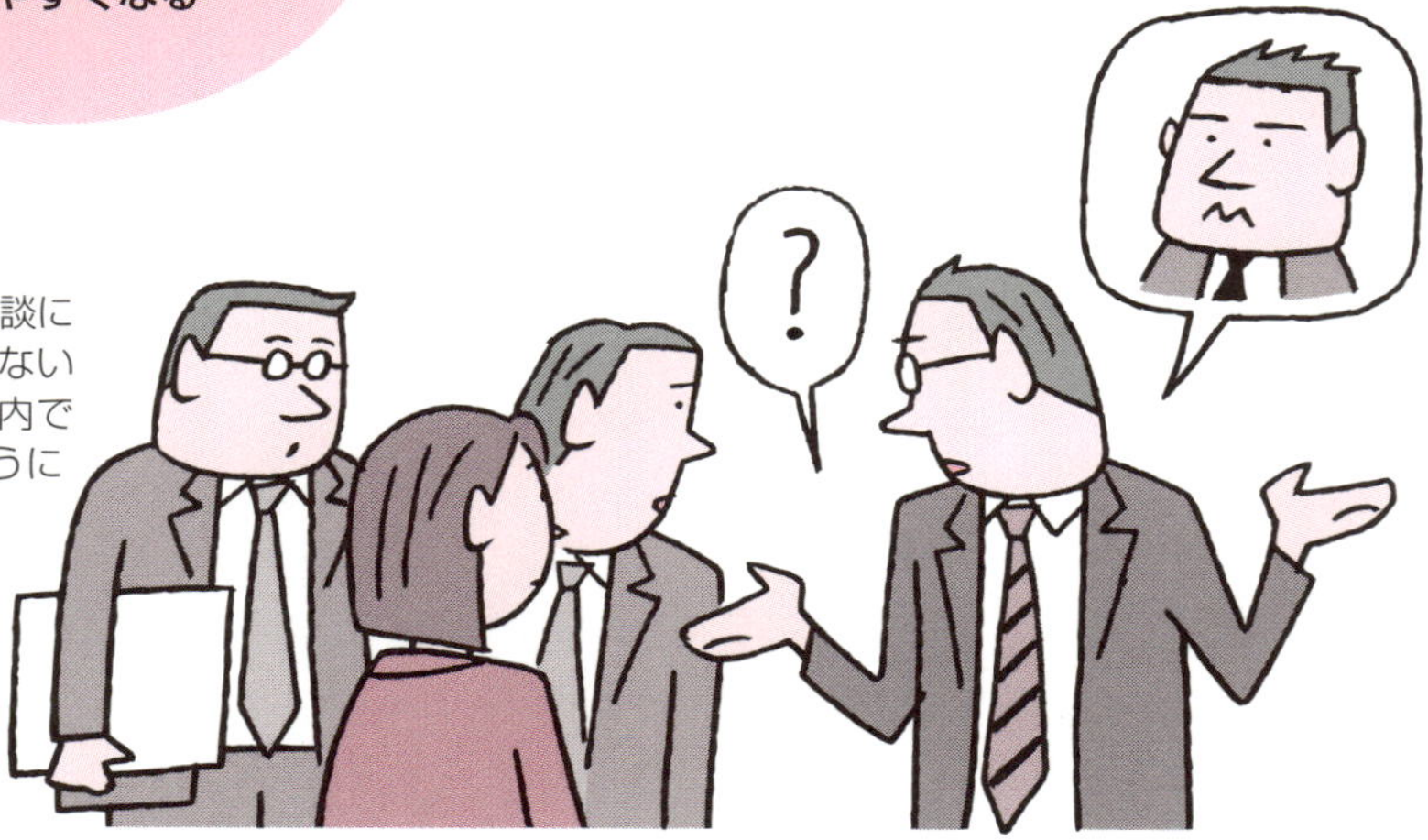
?

「なぜあの人は商談に行くと帰ってこないのか」などと、社内で問題視されるように

問題が悪化していく

仕事の能率低下などの問題を放置していると、さらに悪化していきます。連続欠勤や重大なミスなどの大問題になっていくのです。

より大きな問題が起こる

悪循環が続けば、事態はより深刻に。家庭では離婚、職場では失職といった問題が起こる

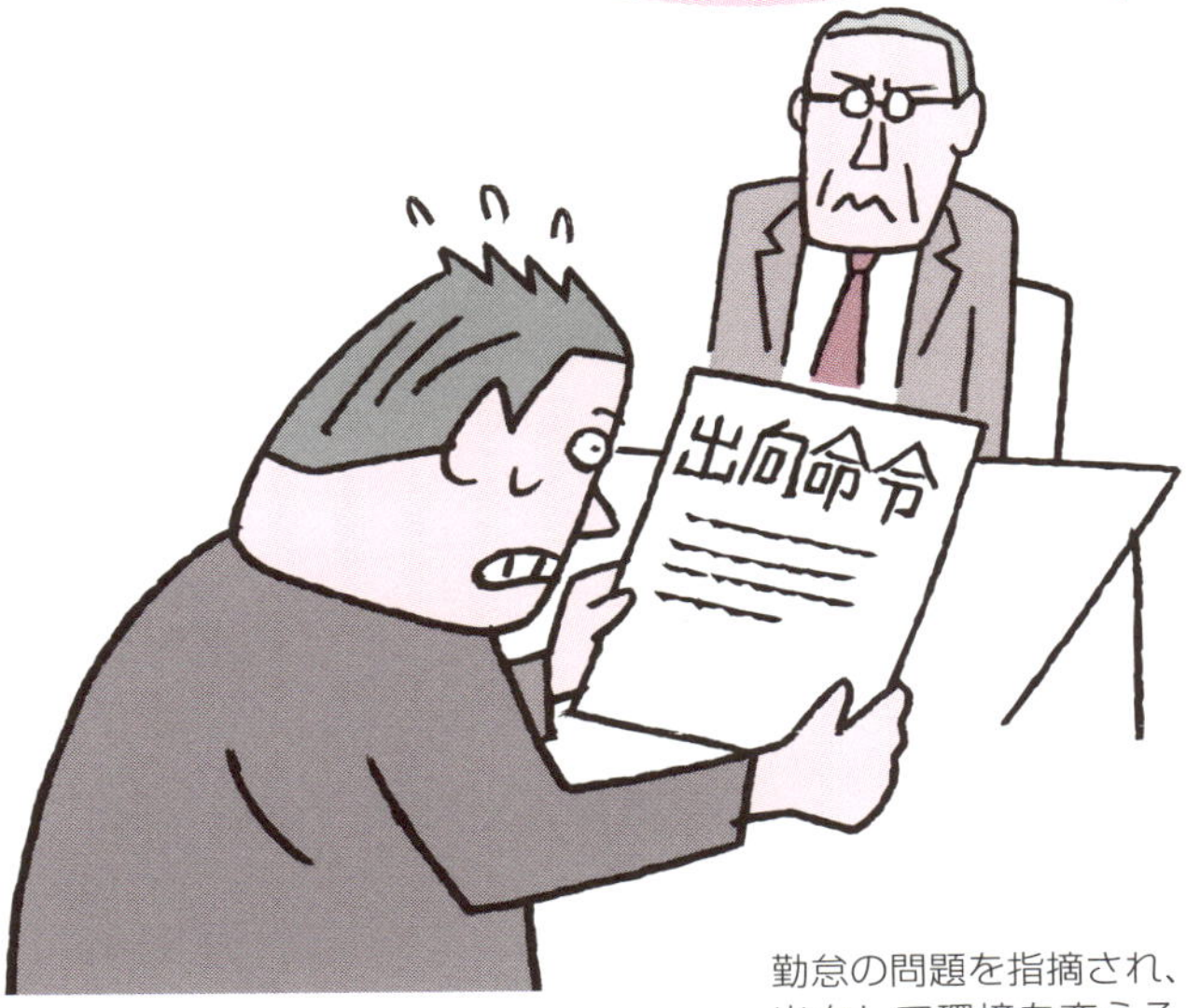

勤怠の問題を指摘され、出向して環境を変えるように指示される

悪循環から抜け出せなくなる

ギャンブルに心をとらわれてしまうと、家族への気遣いや仕事などに、気が回らなくなっていきます。その結果、家庭でも仕事でも問題が起きたり、叱責されたりすることが増えます。

本人は、ギャンブル以外のことには強いストレスを感じるようになります。ギャンブルへの依存が強くなり、そして、生活上の問題も悪化していきます。悪循環から抜け出せなくなるのです。

本人の心理

自暴自棄になっていく

悪循環を止められず、本人は自暴自棄になります。家庭にも職場にも見放され、そんな状況を招いた自分を責めます。自殺を考える人もいます。

いったい
どうすれば
よかったんだ

死んで
しまったほうが
楽かもしれない……

主な症状❼
違法行為

最終的に窃盗などの犯罪をする人も

嘘をついても借金をしてもギャンブル代が調達できなくなると、窃盗などの違法行為に手を染めてしまう場合があります。

問題が積み重なる

依存症の人は、嘘や借金などの問題を起こしながらも、それを隠してギャンブルを続けています。しかしいずれ問題が積み重なり、隠し通せなくなります。

隠し通せなくなる
問題を隠しながらギャンブルを続けることに限界がくる

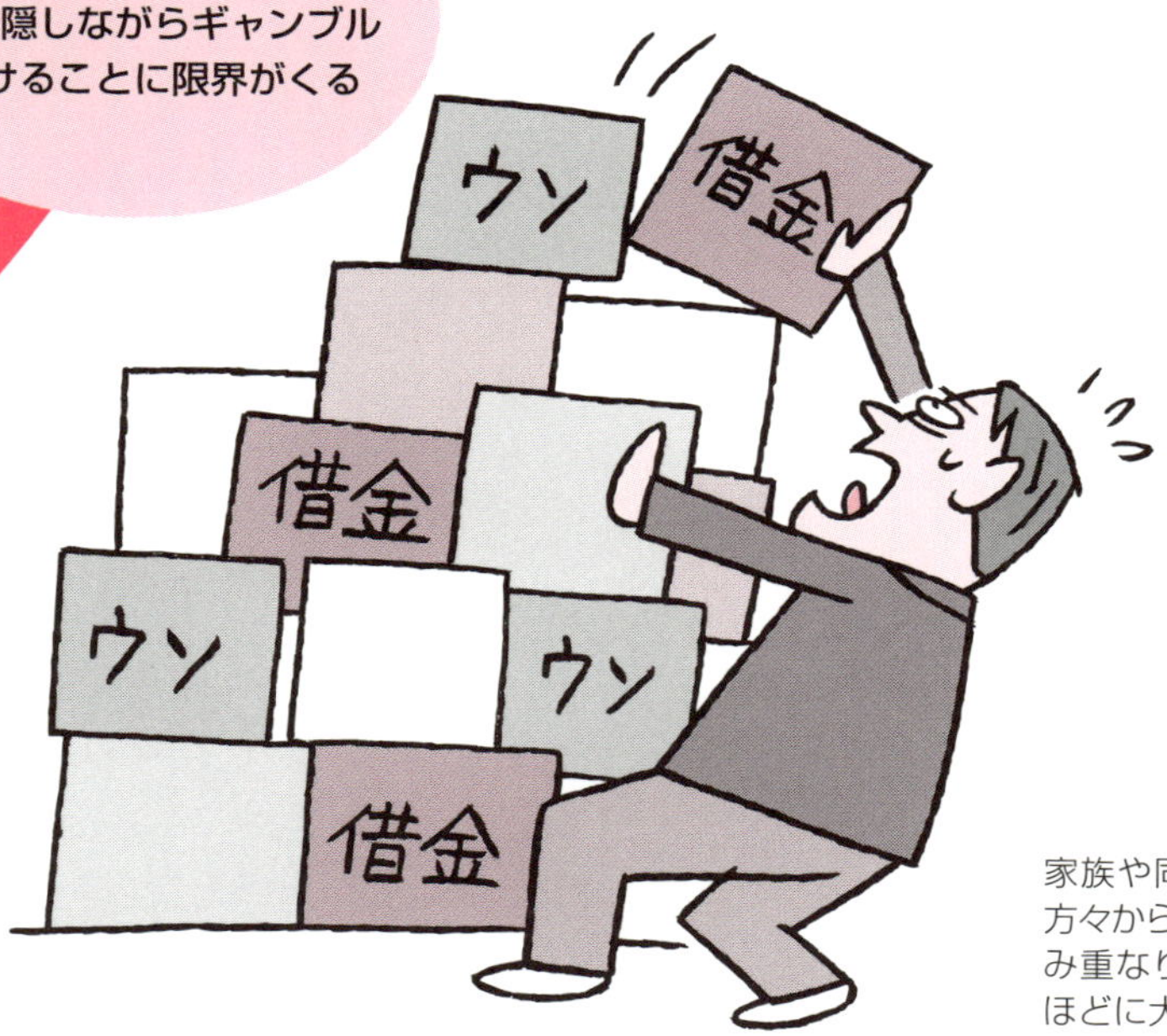

家族や同僚への嘘、方々からの借金が積み重なり、隠せないほどに大きくなる

ギャンブルのために手段を選ばなくなる

ギャンブル依存症の人にとって重要なのは、ギャンブルを続けることです。そのために嘘をついて時間をつくったり、借金を繰り返したりするわけです。

しかし、嘘や借金には限界があります。いずれは家族などまわりの人が疑いをもちはじめます。

そこで反省して足を洗う人もいます。しかしなかには、預金を家族に無断で使ったり、会社のお金を横領したりしてでも、ギャンブルを続ける人もいます。

ギャンブルのためには手段を選ばない状態で、非常に危険です。この状態になる前に診断を受け、治療をはじめましょう。

打つ手がなくなる

いよいよ打つ手がなくなり、借金が明るみに出るという局面になったとき、違法行為に手を染め、問題を隠そうとする人もいます。

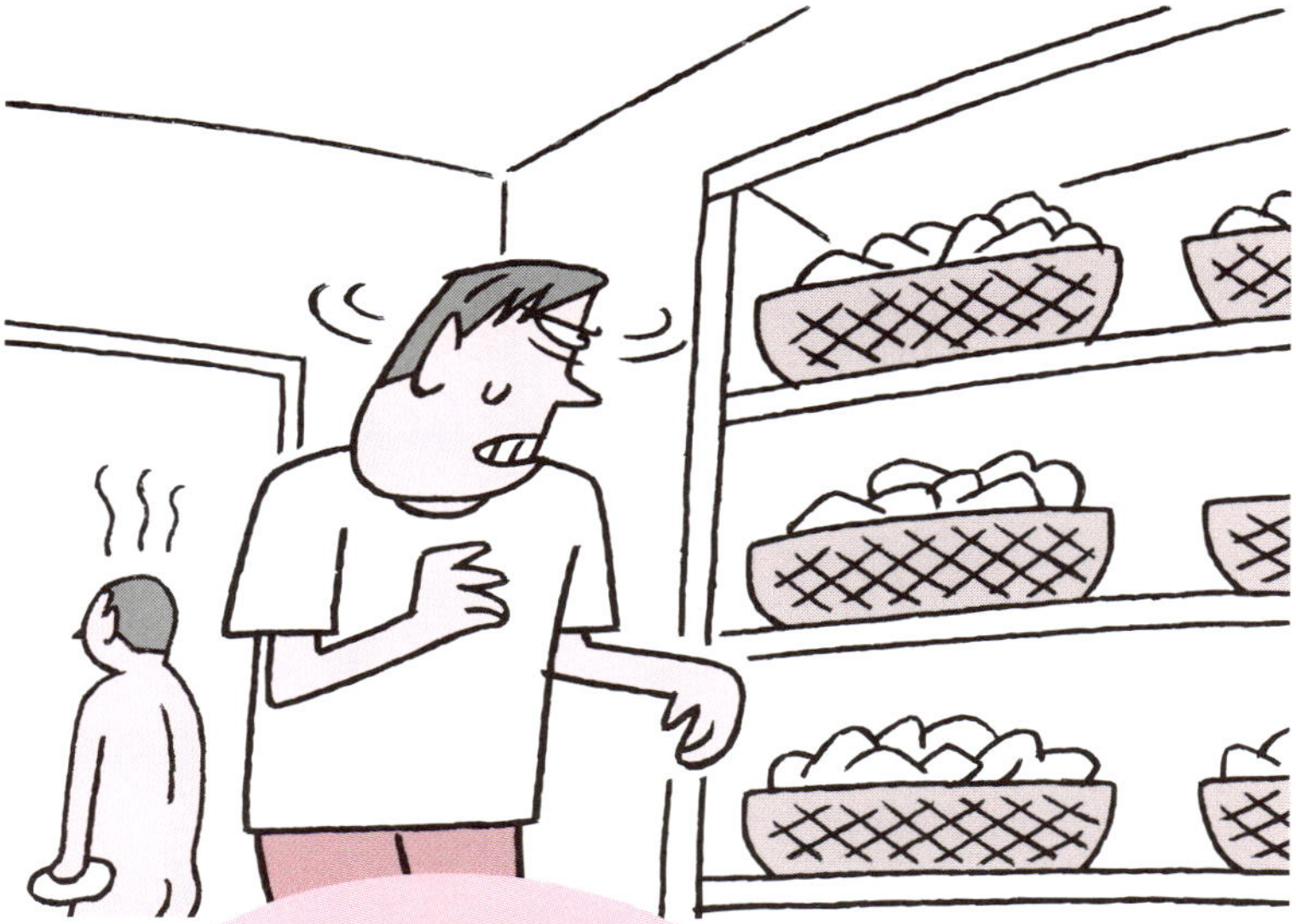

家族だけでなく、公衆浴場などで人の財布を盗むようになる場合もある

人のお金に目を向ける
家族の預金や会社のお金など、人のお金を使うことを考えはじめる

↓

違法行為に手を染める
家族からお金やものを盗んだり、会社のお金を横領したりする

↓

罪の意識が薄れていく
誰にも気づかれずに違法行為を繰り返し、そのうちに罪の意識が薄れていく

本人の心理

一時的な手段だと考えている

本人は追いつめられ、正常な判断ができなくなっています。人のお金を一時的に借りているだけで、あとで返せば問題ないと考えていたりします。

会社に少し立て替えてもらっているだけだ

ギャンブルでお金を増やして返せば、問題ない

ひと目でわかる

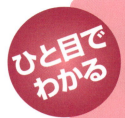

ギャンブル依存症になりやすい人・なりにくい人

過去のさまざまな研究から、ギャンブル依存症になりやすい年齢や性別、環境などがある程度、わかっています。

ギャンブル依存症になりやすい人

行動

衝動性が高い、目新しいものや刺激を追い求める、危険回避をしない、気分が不安定で自己制御がききにくいなどといった傾向がみられる

年齢

患者さんの中心は40代だが、若いうちに発症するケースが多い

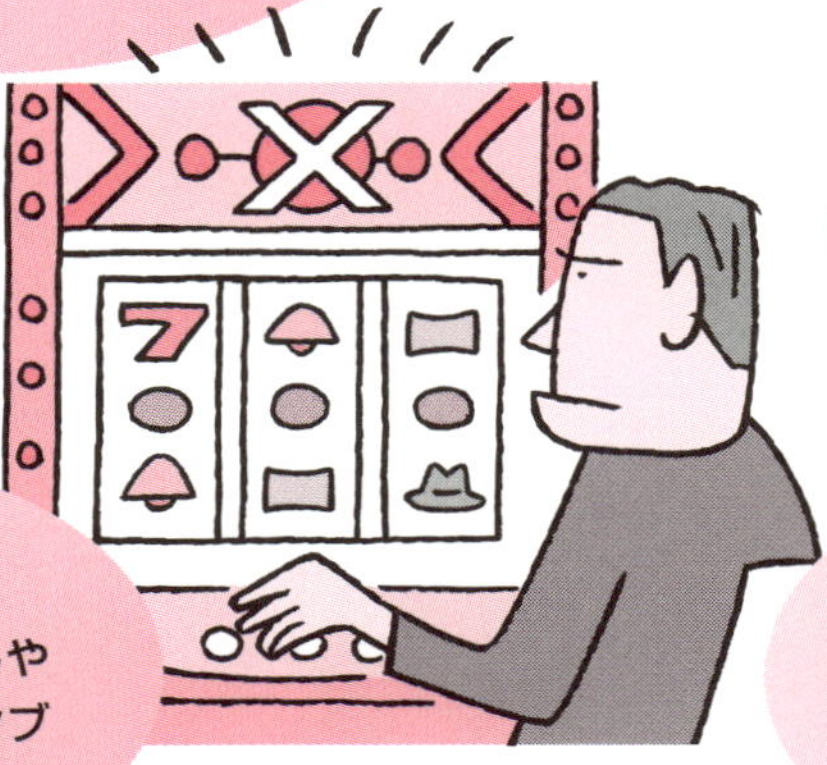

性別

男女比は男性が9割以上と圧倒的に多い

環境

時間やお金の調整がしやすく、いつでもギャンブルができる環境が危ない

持病

アルコール依存症やニコチン依存、うつ病などの心の病気がリスクに

研究から傾向はわかっている

さまざまな研究から、ギャンブル依存症の患者さんに共通する傾向や、発症のリスクを高める要因が、ある程度わかっています。

あくまでも傾向ですが、女性よりも男性が発症しやすいといえます。また、目新しいものや刺激を求めやすい傾向や、自分の欲求や感情のままに行動しやすい傾向もあるようです。

ほかの依存症がある人は注意が必要に

リスク要因として注意しなければいけないのが、ほかの病気、とくにギャンブル以外の依存症の存在です。アルコール依存症やタバコへの依存がある人は、ギャンブル依存症を発症しやすいと考えられています。

お酒やタバコをたしなむ習慣があり、ギャンブルを趣味にしているという場合、依存症のリスクが高く、注意が必要です。

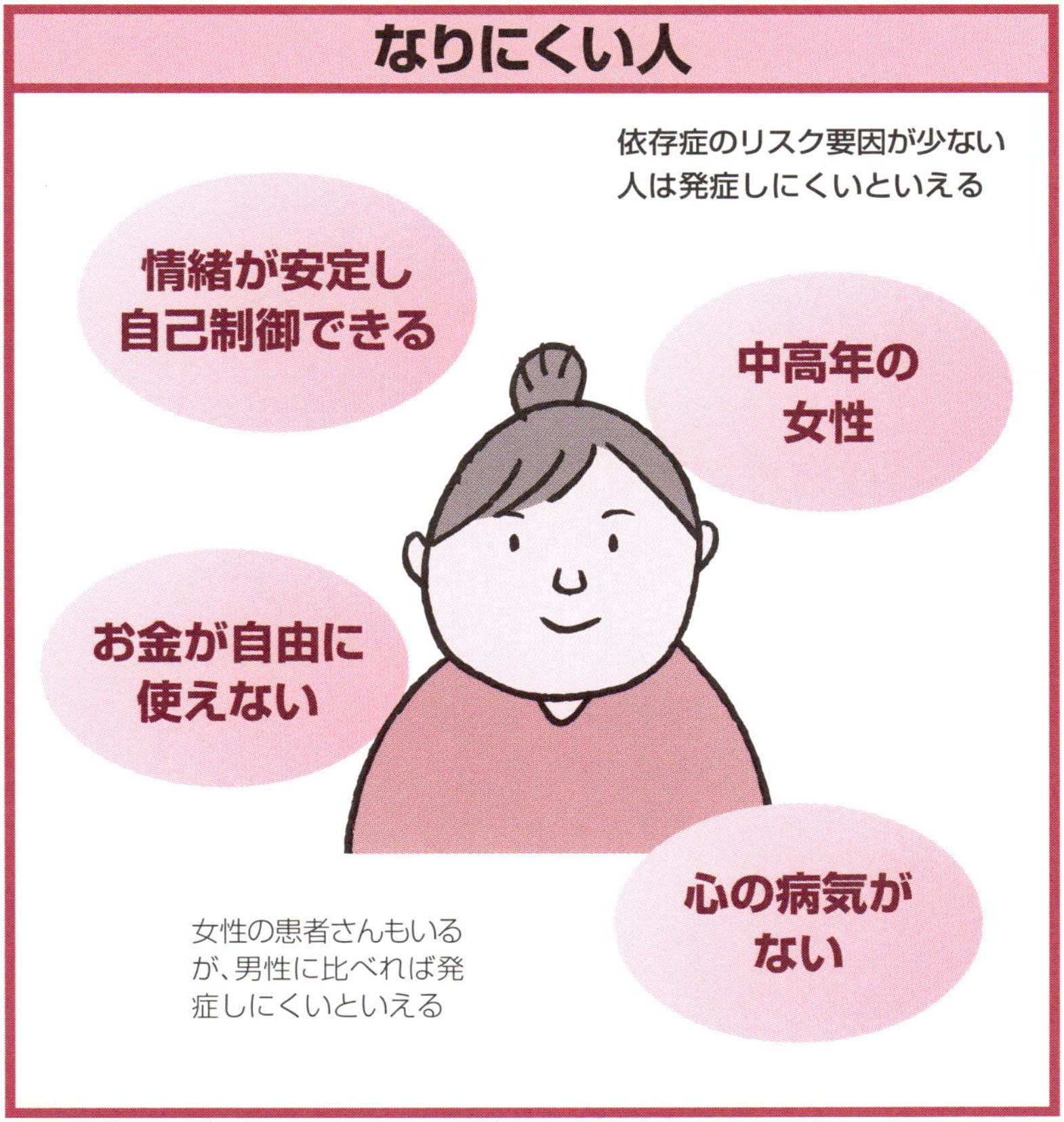
なりにくい人
依存症のリスク要因が少ない人は発症しにくいといえる
情緒が安定し自己制御できる
中高年の女性
お金が自由に使えない
心の病気がない
女性の患者さんもいるが、男性に比べれば発症しにくいといえる

「大勝ちした経験」もリスク要因のひとつに

依存症の人の多くが、過去に一度、ギャンブルで大勝ちした経験をもっています。

ギャンブルをはじめた当初に、ビギナーズラックで数万円を獲得していたりするのです。

そして、そのときの達成感を求めて、ギャンブルを繰り返してしまいます。

COLUMN

平均で月に約6万円を使いこんでいる

全国調査で実態が明らかになった

2017年度にギャンブル依存症の実態を調べるため、全国調査が実施されました。日本全国300地点で5,365名から回答を得た大規模調査です。久里浜医療センターの松下幸生医師らが、中心的な役割を担いました。

この調査では、過去1年以内の経験からギャンブル依存症が疑われる人は、成人の0.8％にのぼるものと推計されました。そして、その人たちが過去1年間に使った賭け金を平均すると、1ヵ月あたり約5.8万円でした。

この結果から、ギャンブル依存症に該当する人は、月に約6万円をギャンブルに使いこんでいるという実態がみえてきます。

ただし、これはあくまでもギャンブル依存症が疑われる人のデータです。その多くはまだ診断や治療を受けていないものと考えられます。

治療中の人の統計をとった場合には、毎月の賭け金がもっと高くなる可能性があります。

平均で1ヵ月に約5.8万円

調査では「ギャンブル等依存が疑われる者」の過去1年以内の賭け金は平均で1ヵ月約5.8万円だった。

↓

累計では数百万円に

久里浜医療センターを受診する患者さんには、受診までに数百万円の借金を経験しているケースがみられる。医療機関を受診するほどに重症化している場合、賭け金をより多く使っているものと考えられる。

数値は「国内のギャンブル等依存に関する疫学調査（全国調査結果の中間とりまとめ）」（久里浜医療センター）より引用

2

意志の力だけでは治せない病気

ギャンブル依存症の人はまわりの人に
「自制できない人」「だらしない性格」などとみられ、
突き放されてしまうことがあります。
しかし、この病気は本人の意志の力だけでは治せません。
「自制」ではなく「治療」や「支え」が必要です。

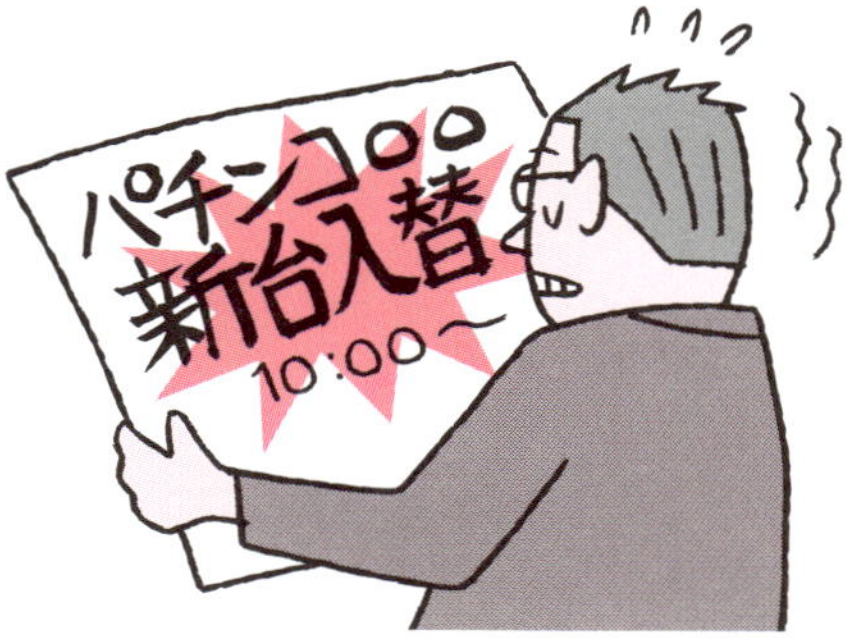

日本ではなにを「ギャンブル」というか

日本ではギャンブルとはなにかが法的に規定されていますが、依存症を考えるときには、ギャンブルをもう少し広い意味でとらえる必要があります。

ギャンブルとはなにか

ギャンブルにはさまざまな定義がありますが、本書では「あるものを賭けて、ほかのものを手に入れる行為」を、全般的にギャンブルとしてとらえています。

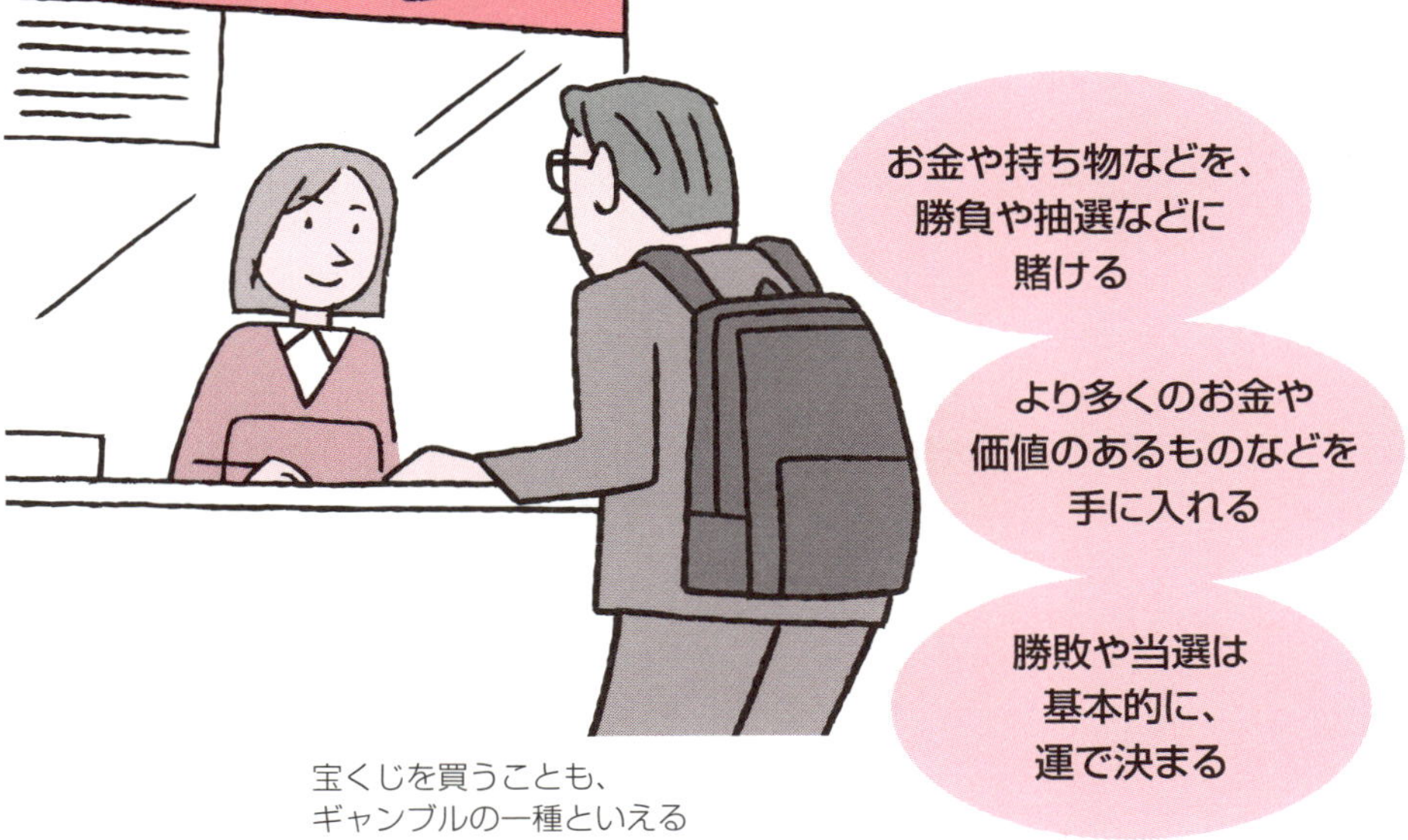
宝くじ
お金や持ち物などを、勝負や抽選などに賭ける
より多くのお金や価値のあるものなどを手に入れる
勝敗や当選は基本的に、運で決まる

宝くじを買うことも、ギャンブルの一種といえる

依存症を考えるときには「ギャンブル等」が問題に

ギャンブルを日本語では、賭博《とばく》や博打《ばくち》といいます。日本には賭博に関して法的な規定があり、違法賭博と公営ギャンブルがそれぞれ厳密に定められています。

しかし本書では、ギャンブルをもう少し幅広くとらえています。法的にギャンブルとされる行為だけでなく、遊技などもギャンブルに類するものとして考えます。医療の現場ではそれらも依存症の要因となっているからです。

政府も遊技などを含む「ギャンブル等」への依存症対策（九六ページ参照）を講じています。本書も同様に、ギャンブル等への依存症を解説しています。

依存の要因となる「ギャンブル等」とは

日本では、法的には賭博と富くじが禁止されています。しかし、公営競技や遊技などの運営は法的に認められていて、それらを「ギャンブル等」と呼びます。以下のようなものがあります。医療の場では、この「ギャンブル等」への依存症に、治療がおこなわれています。

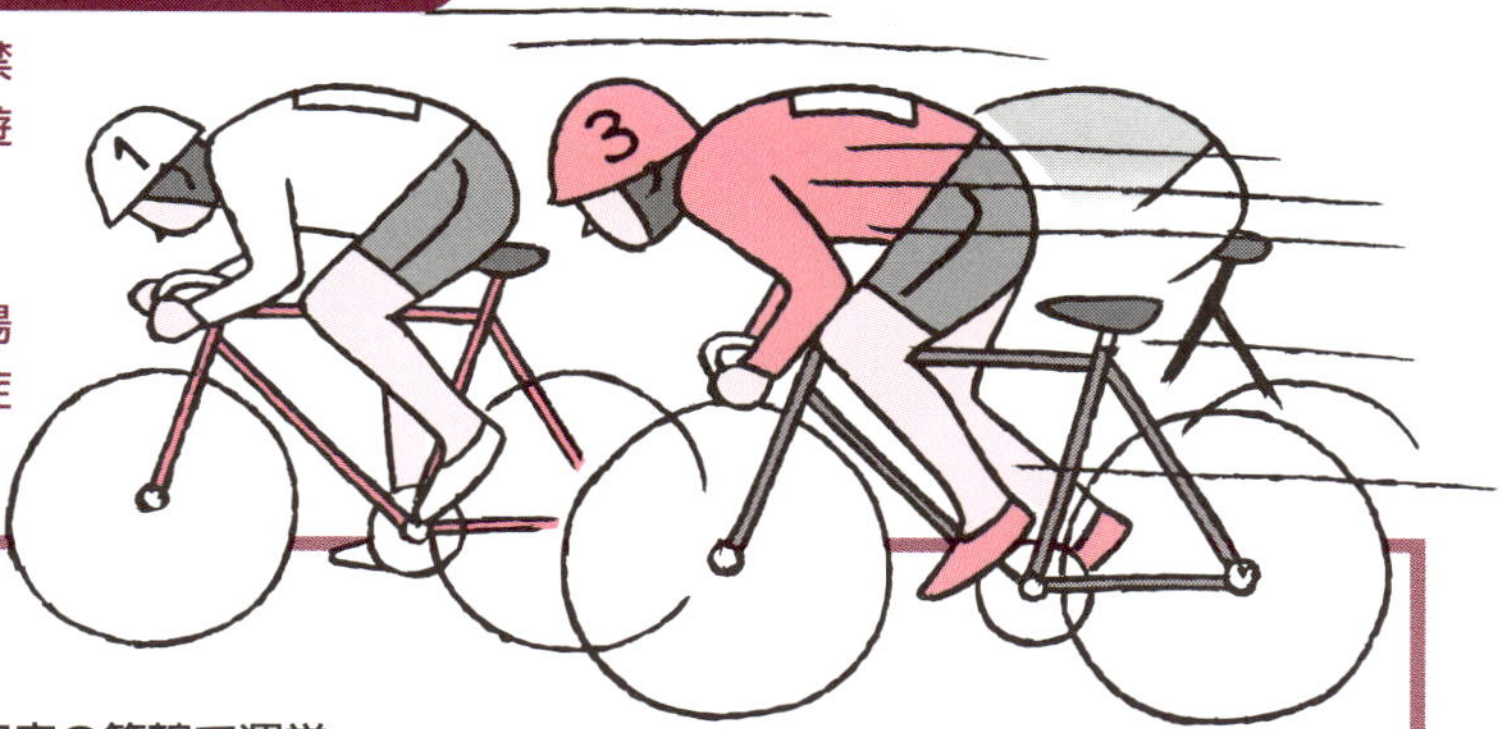

公営競技

特別法によって規定され、中央官庁の管轄で運営されている競技。公営ギャンブルともいう。売り上げの一部を国や地方自治体に還元している。

競輪

勝敗を予想して投票券を買い、当たったら配当金を受けとる

競馬　競艇　オートレース

遊技

麻雀やパチンコ、スロット、テレビゲームなどは、法的には遊技に該当する。

パチンコ　スロット

投機

株式や商品、通貨などの価格変動から利益を得ようとすること。

株式取引　FX

宝くじなど

宝くじやロトなどの「くじ」や、試合の勝敗で当選が決まる「スポーツ振興くじ」。

オンラインギャンブル

インターネットを通じて「ギャンブル等」をすること。馬券を購入するなど。

ゲームのガチャ

ゲーム上で、抽選でアイテムなどが手に入るしくみ（※）。課金できる場合が多い。

そのほか

今後はカジノの運営がはじまる。そのための依存症対策が検討されている。

※ゲームのガチャをギャンブルに含めるかどうかは、議論があります。ここでは参考情報として掲載しています。

ギャンブル依存症とは ❶

ギャンブル好きとギャンブル依存症の違い

趣味でギャンブルをする人と、依存症の人には、どのような違いがあるのでしょうか。最大のポイントは「コントロール」にあります。

依存症の人はエスカレートする

依存症は、自分をおさえられなくなる病気です。アルコール依存症の人は、お酒を飲みたい気持ちをおさえられず、朝から晩まで飲み続けてしまいます。

ギャンブル依存症も同様です。依存症の人は、ギャンブルへの情熱や衝動をおさえられません。そしてその気持ちは、日増しに強くなっていきます。

ギャンブルを続けるうちに、脳が刺激に慣れてしまい、もっと賭けたい、もっと多くのお金がほしいと考えるようになります。そして賭け方や賭け金がエスカレートしていき、借金などの問題が起きて、生活が破綻するのです。

ギャンブルに熱中する人の特徴

ギャンブルを好み、休日になると足しげくギャンブル場に通うという人は、大勢います。しかし、以下のような特徴だけでは、依存症とはいえません。

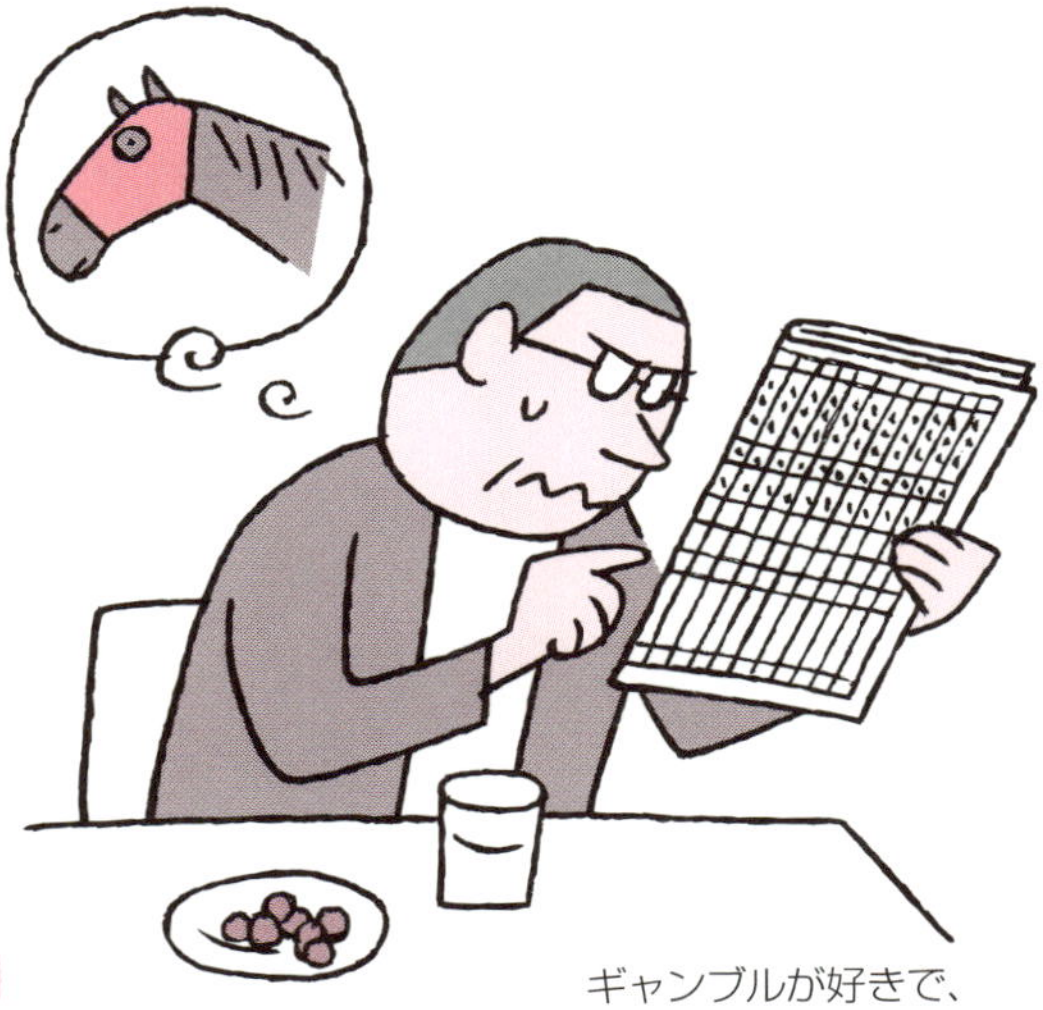

ギャンブルが好きで、金曜日の夜になると、競馬の予想を立てはじめる

心理・行動
賭け事が好き。しょっちゅうギャンブルのことを考えている

生活面
休日にギャンブルをするのが楽しみ。習慣になっている

金銭面
ギャンブルによくお金を使っている。そして損をしている

「好き」と「依存症」の違い

ギャンブルが好きな人と依存症の人の違いは「コントロール」にあります。依存症の人は自分で自分をコントロールできなくなっています。そのため、状況が悪化していきます。

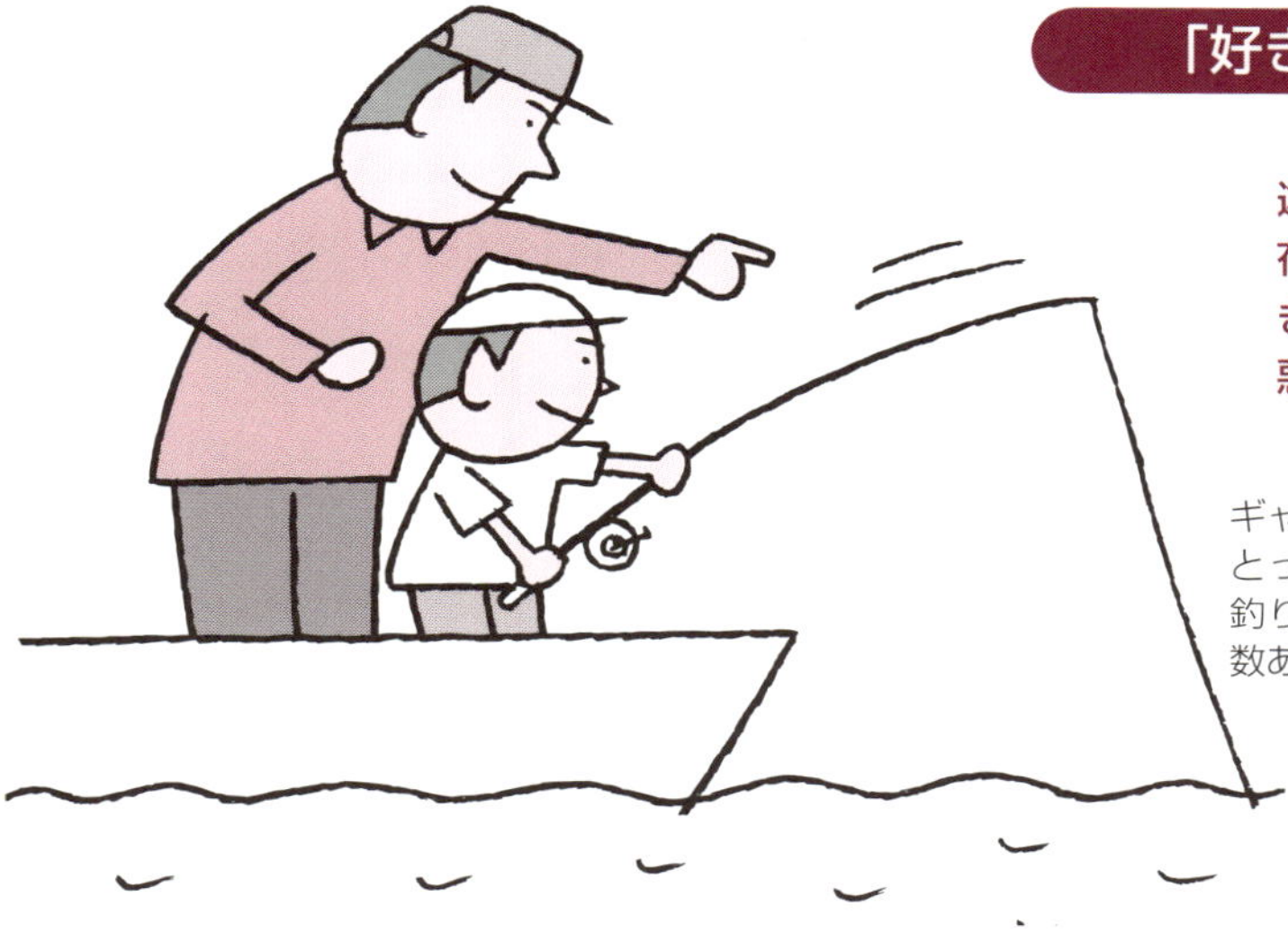

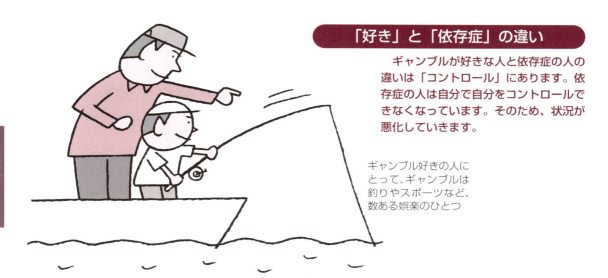

ギャンブル好きの人にとって、ギャンブルは釣りやスポーツなど、数ある娯楽のひとつ

	ギャンブル好き	ギャンブル依存症
賭け方	娯楽といえる範囲で賭ける。ギャンブルを適度に楽しめている	なにか問題を起こすほどに賭ける。そして追いつめられていく
心理・行動	ギャンブルをしたくても、状況によっては我慢できる	自分をコントロールできない。賭けはじめると止まらなくなる
生活面	ギャンブルは生活の一部。仕事や家庭生活もまっとうしている	ギャンブルが生活の中心。やがて仕事や家庭生活が破綻する
金銭面	多少は損をしているが、小遣いを使っているだけで、問題はない	ギャンブルに使うお金が増えていく。借金を繰り返す

ギャンブルへの情熱がどこまで強くなると、依存症に該当するのか？

競馬やパチンコなどの攻略を仕事にしている人もいるが、その人たちも自分をコントロールし、仕事の範囲で賭けている

二種類の国際的な診断基準がある

ギャンブル依存症には二種類の国際的な診断基準があります。今後、最新の基準にそって、ガイドラインなどが作成される見込みです。

2種類の診断基準

心の病気の診断基準には、WHO（世界保健機関）の「ICD」と、アメリカ精神医学会の「DSM」があります。日本では通常、診断にICDが用いられますが、2018年現在、ICDは最新版の最終草案の段階のため、ギャンブル依存症の診断には暫定的にDSMが使用されています。

ICD-10

WHOによる国際疾病分類。2018年現在、日本で広く使われている第10版では、ギャンブル関連の問題が「病的賭博（Pathological Gambling）」として定義されている。

融道男ほか監訳『ICD-10精神および行動の障害―臨床記述と診断ガイドライン―』（医学書院）より作成

1. 持続的に繰り返される賭博である。
2. 貧困になる、家族関係が損なわれる、個人的生活が崩壊するなどの、不利な社会的結果を招くにもかかわらず、持続し、しばしば増強する。

↓

ICD-11

ICDの最新第11版ではギャンブル関連の問題が「ギャンブル行動症（Gambling Disorder）」と定義され、依存症の一種として分類される見込み。

ICD-11最終草案の、樋口進による暫定訳

1. **持続的または再発性のギャンブル行動パターンで、以下の特徴を満たす。**
   a. ギャンブルのコントロール障害（たとえば、開始、頻度《ひんど》、熱中度、期間、終了など）
   b. ほかの日常生活の関心事や日々の活動よりギャンブルが先にくるほどに、ギャンブルをますます優先
   c. （ギャンブルにより）問題が起きているにもかかわらず、ギャンブルを継続またはさらにエスカレート
2. **ギャンブル行動パターンは重症で、個人、家族、社会、教育、職業やほかの重要な機能分野において著しい障害を引き起こしている。**
3. **ギャンブル行動パターンは持続的かつ反復的で、通常、ギャンブル行動およびほかの症状が12ヵ月続いた場合に診断する。しかし、すべての特徴が存在しかつ重症な場合には、それより短くとも診断可能である。**

DSM-5-TR

アメリカ精神医学会による精神疾患の診断・統計マニュアル。最新第5版ではギャンブル関連の問題が「ギャンブル行動症（Gambling Disorder）」として定義されている。

DSM-5-TRの樋口進による翻訳（一部を簡略化したもの）

臨床的に顕著な障害や苦痛を引き起こす持続性または反復性の問題ギャンブル行動で、12ヵ月間に以下の4つ以上の項目が当てはまる。

1. 欲する興奮を得たいために、賭け金を増やしてギャンブルをする必要性。
2. ギャンブルを減らすまたはやめようとしたとき、落ち着かなくなる、またはいらだつ。
3. ギャンブルを制限する、減らす、またはやめようとするがうまくいかない。
4. しばしばギャンブルに心を奪われている（たとえば、過去のギャンブル体験を思い出しずっと考えていること、次のギャンブルの予想を立てるまたは計画すること、ギャンブルで金を得る手段を考えること）。
5. 苦痛を感じる（たとえば、無気力、罪悪感、不安、抑うつ）ときにしばしばギャンブルをする。
6. ギャンブルで金をすったあと、しばしば別の日にそれをとり戻しに戻ってくる（損失の後追い）。
7. ギャンブルへののめりこみを隠すために、嘘をつく。
8. ギャンブルのために、重要な人間関係、仕事、教育または職業上の機会を危険にさらした、または失った。
9. ギャンブルのために引き起こされた絶望的な経済状況を免れるために、ほかの人に金を出してくれるように頼む。

以前は衝動性の障害だと考えられていた

ギャンブル依存症は、国際的な診断基準では過去に「病的賭博」と定義されていました。

ＤＳＭの旧版では衝動制御の障害のカテゴリーに分類され、依存症とは考えられていませんでした。しかし、近年の研究をふまえて、ＤＳＭの最新版では依存症として分類されました。

ＩＣＤの最新版でも、同様の分類がなされる見込みです。

診断基準やガイドラインは今後、整備されていく

二〇二四年現在、ＤＳＭは最新版が出版され、すでに邦訳されていますが、ＩＣＤの邦訳版はまだ出版されていません。

ギャンブル依存症の定義や分類は現在、過渡期にあるといってよいでしょう。現在は診断にＤＳＭが使われていますが、今後、ＩＣＤの診断基準やガイドラインも整備されていく見込みです。

依存症のメカニズム ①

脳の「報酬系」に異常が起きる

ギャンブルを繰り返していると、脳に異常が起こります。その異常によって自分をコントロールできなくなるというのが、ギャンブル依存症のメカニズムです。

脳の反応が変化していく

ギャンブルを繰り返すうちに、脳に変化が起こります。ギャンブルに対する反応が、ある面では鈍感に、そしてまたある面では、敏感に変わっていくのです。

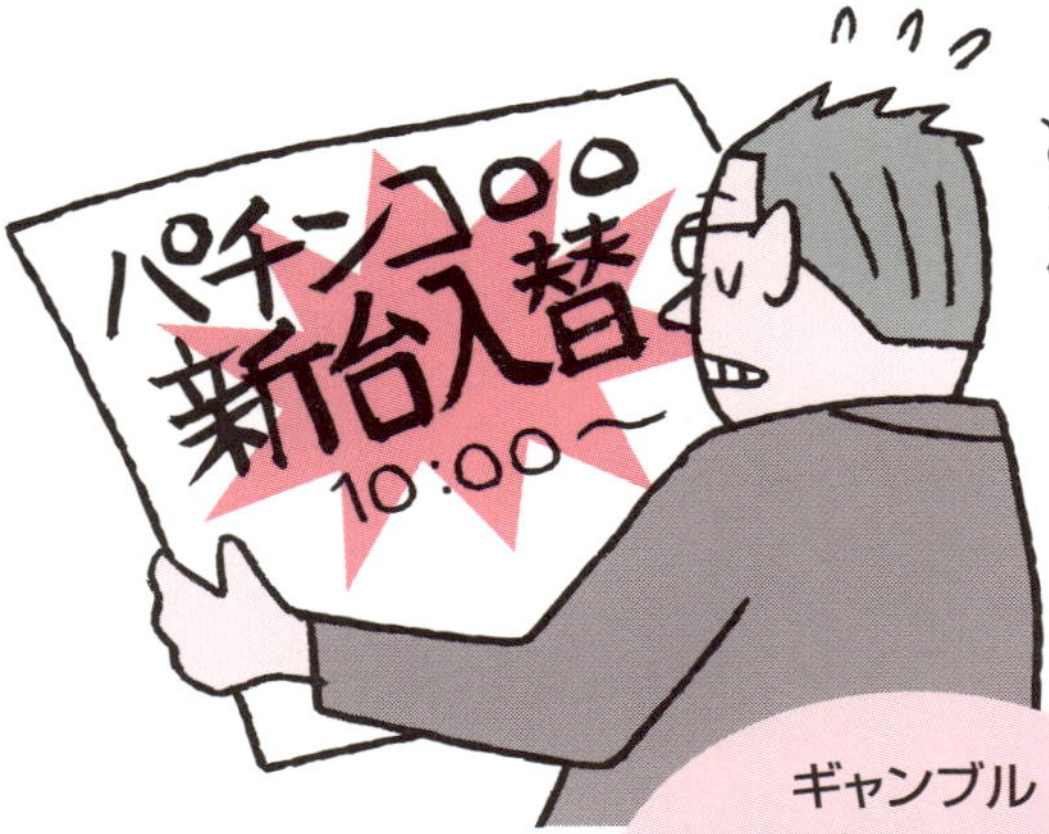
パチンコ○○
新台入替
10:00～

パチンコ店の広告をみただけで気がたかぶる。ギャンブルをしたくてたまらなくなってくる

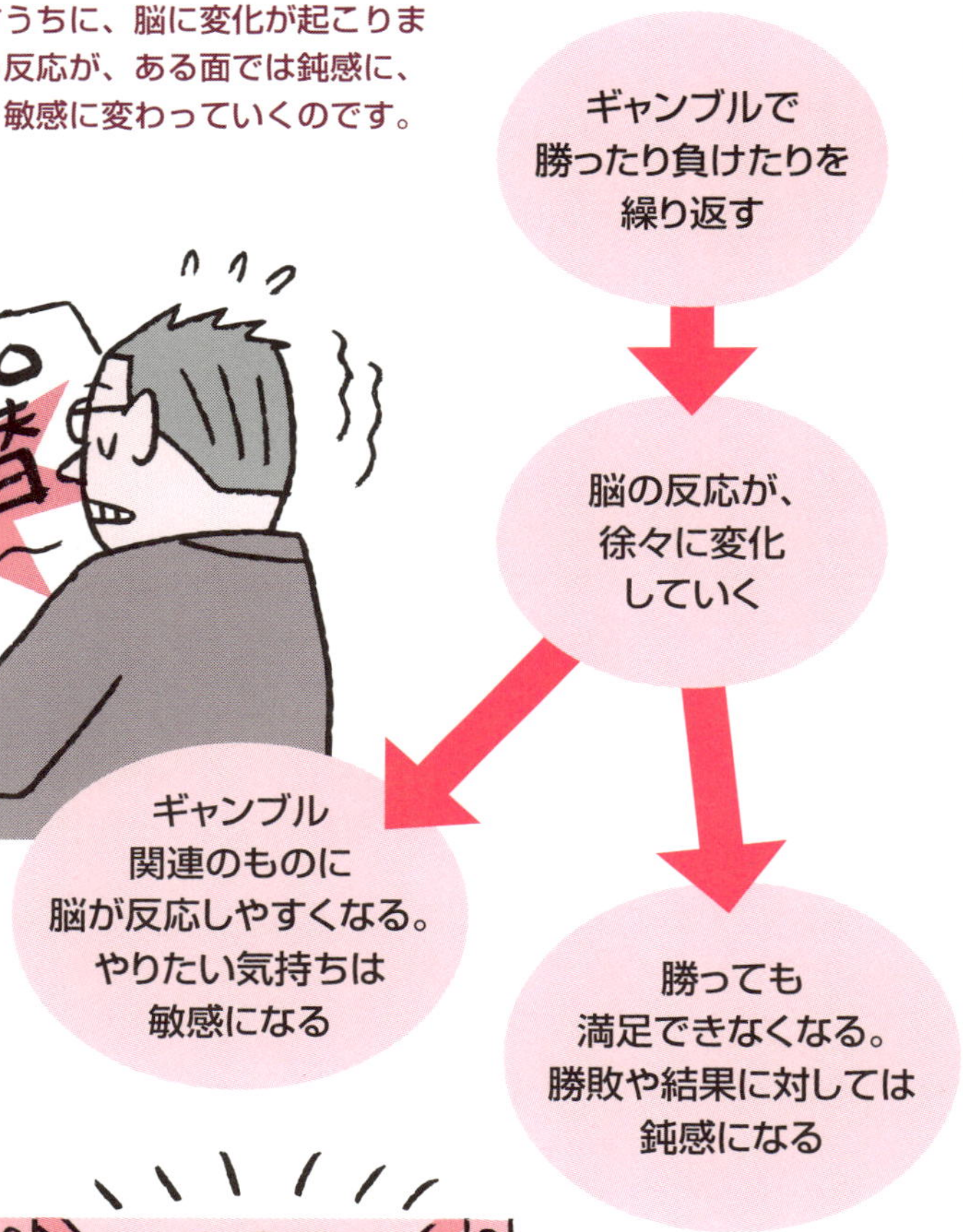
ギャンブルで勝ったり負けたりを繰り返す
脳の反応が、徐々に変化していく
ギャンブル関連のものに脳が反応しやすくなる。やりたい気持ちは敏感になる
勝っても満足できなくなる。勝敗や結果に対しては鈍感になる

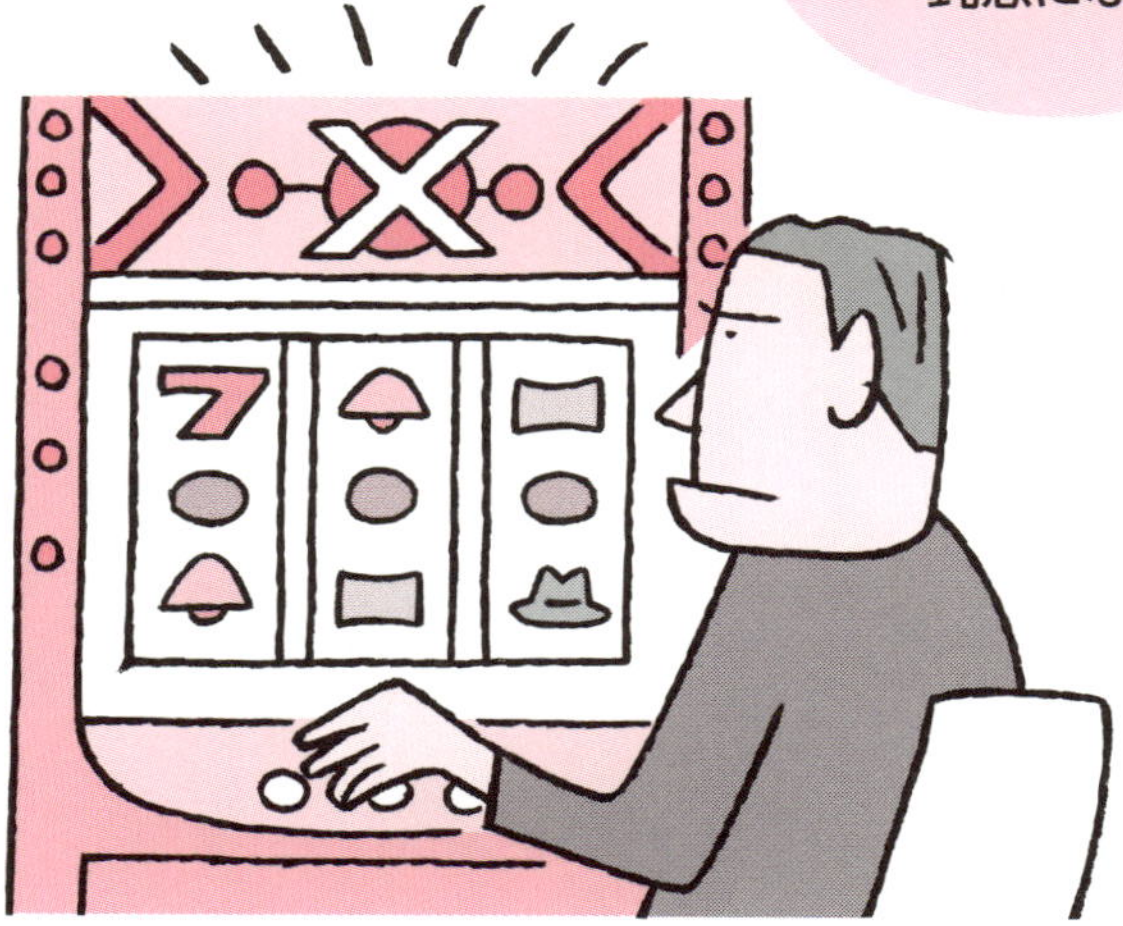

少々の勝ちでは、興奮しなくなる。より大きな勝ちを求めて、賭け金や賭ける回数が増えていく

ギャンブル依存症は脳の病気

ギャンブル依存症は、基本的には脳の病気です。ギャンブルを繰り返すうちに脳機能に異常が起こり、自分ではギャンブルをやめられなくなってしまったのが、依存症という状態です。

依存症の人の脳では、ギャンブルへの欲求が敏感になり強くなっていますが、いっぽうで、ギャンブルで勝ったときの快感は感じにくくなっています。

ギャンブルによって脳が病的な状態に

ギャンブルをやりたい気持ちは強い。でも、いくらやっても満足できない。依存症の人の脳は、そういう状態になっています。ですから際限なく、ギャンブルを繰り返してしまうのです。

本人の気持ちや性格、習慣の問題ではなく、ギャンブルによって起こる脳の異常として、考えていきましょう。

「報酬系」に異常が起きる

依存症の人の脳には、「報酬系」の異常があることがわかっています。また、前頭前野にも機能の低下がみられます。

前頭前野の機能低下

依存症が続くと、意思決定などに関わる前頭前野の機能が低下。また、前頭前野など脳の一部がギャンブルにだけ敏感に反応し、ほかの趣味や娯楽には反応しにくくなる。

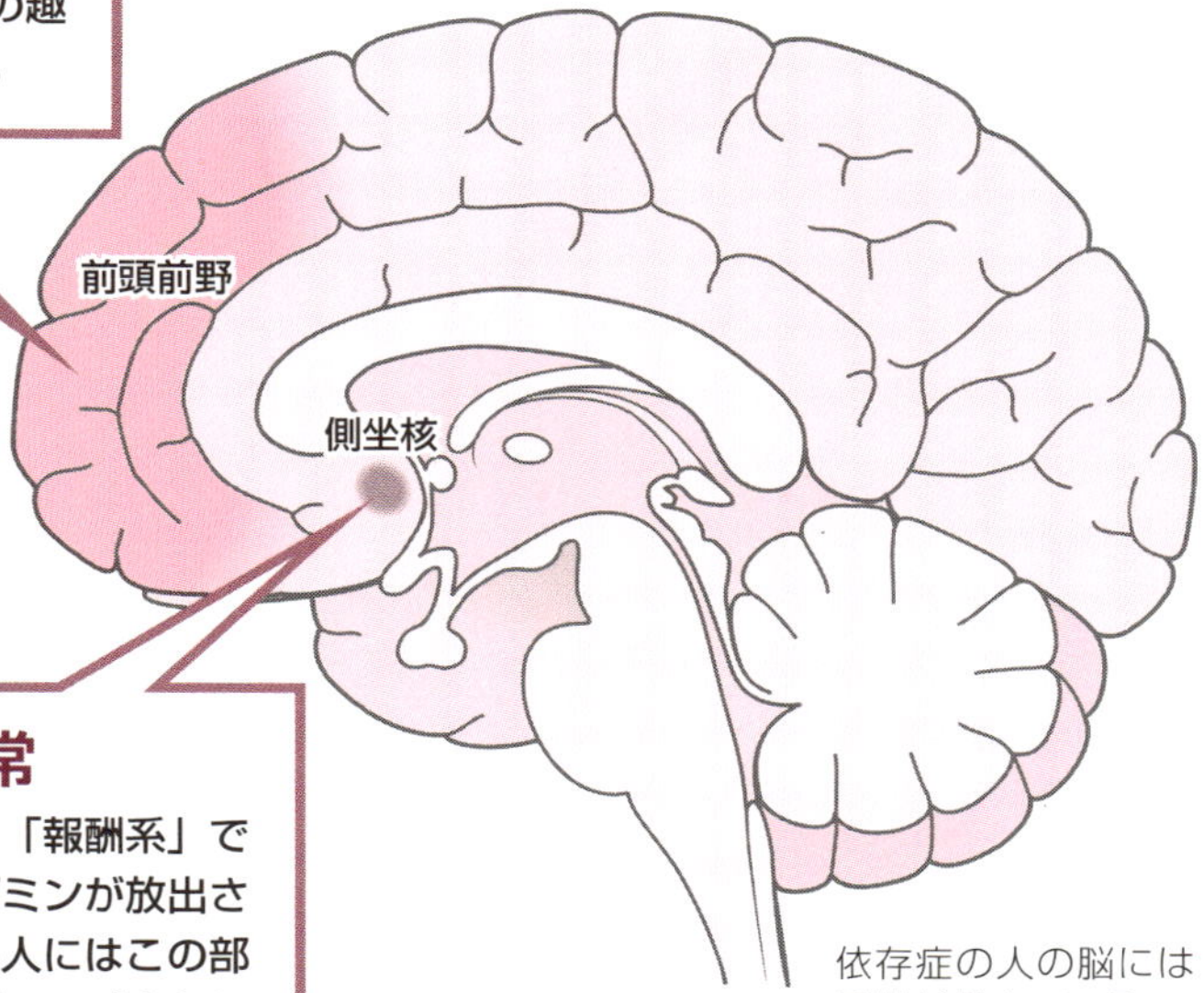

依存症の人の脳には
異常が起きている

「報酬系」の異常

側《そく》坐《ざ》核《かく》などからなる「報酬系」では、快感を得るとドパミンが放出される。しかし依存症の人にはこの部位に異常が起こり、ギャンブルをしても十分な快感が得られなくなる。

依存症のメカニズム❷

根性や愛情では対処できない状態に

ギャンブルによって脳機能に異常が起きてしまうと、本人の根性や家族の愛情では対処しきれなくなります。

勝敗も脳機能や心理に影響する

ギャンブルでは、負けても「おしい」「勝てそうだった」と感じることがあります。そのような刺激も脳機能に影響を与え、心理の状態を以下のように変えるといわれています。

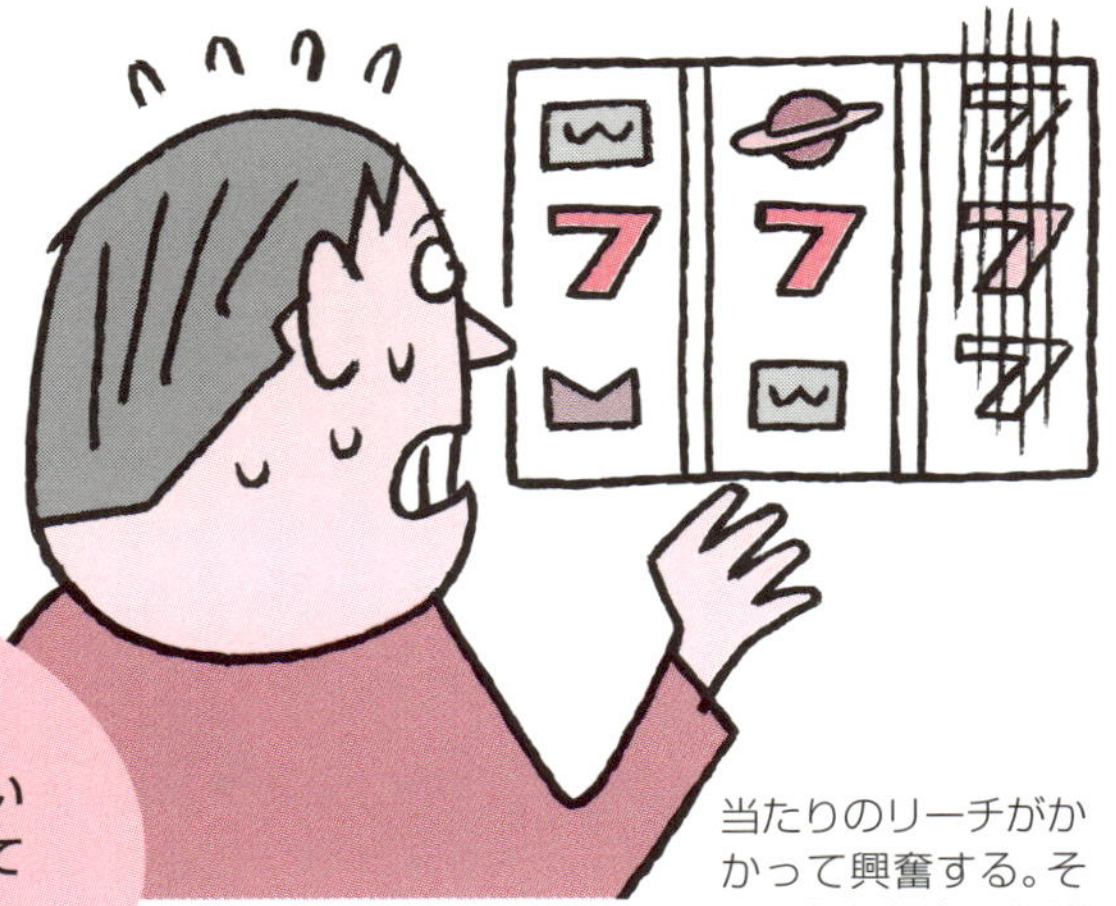

当たりのリーチがかかって興奮する。そのような興奮にも脳が慣れていく

おしい負け方

おしい負け方を繰り返していると、「こうすれば次は勝てる」「自分は学んだ」といった妄想的・錯覚的な思考に陥る

勝ったようなムード

スロットでリーチがかかり特別な映像が流れるなど、まるで勝ったようなムードになると、興奮して冷静な判断ができなくなる

抵抗感が薄れる

ギャンブルへの抵抗感が薄くなり、手を出しやすくなる

判断力が低下する

冷静な判断ができなくなり、損をしそうな状況でも続けてしまう

衝動性が強くなる

衝動的な言動が多くなる。深く考えずにギャンブルをするようになる

パチスロの「リーチ」のように、もう少しで勝てそうな様子が電子画面に繰り返し表示されると、依存性が高まるといわれている。

気のもちようでは対処できない

依存症の人の脳には、異常が起きています。すでに、気のもちようで対処できる段階ではありません。話し合うだけでは、解決するのは難しいでしょう。

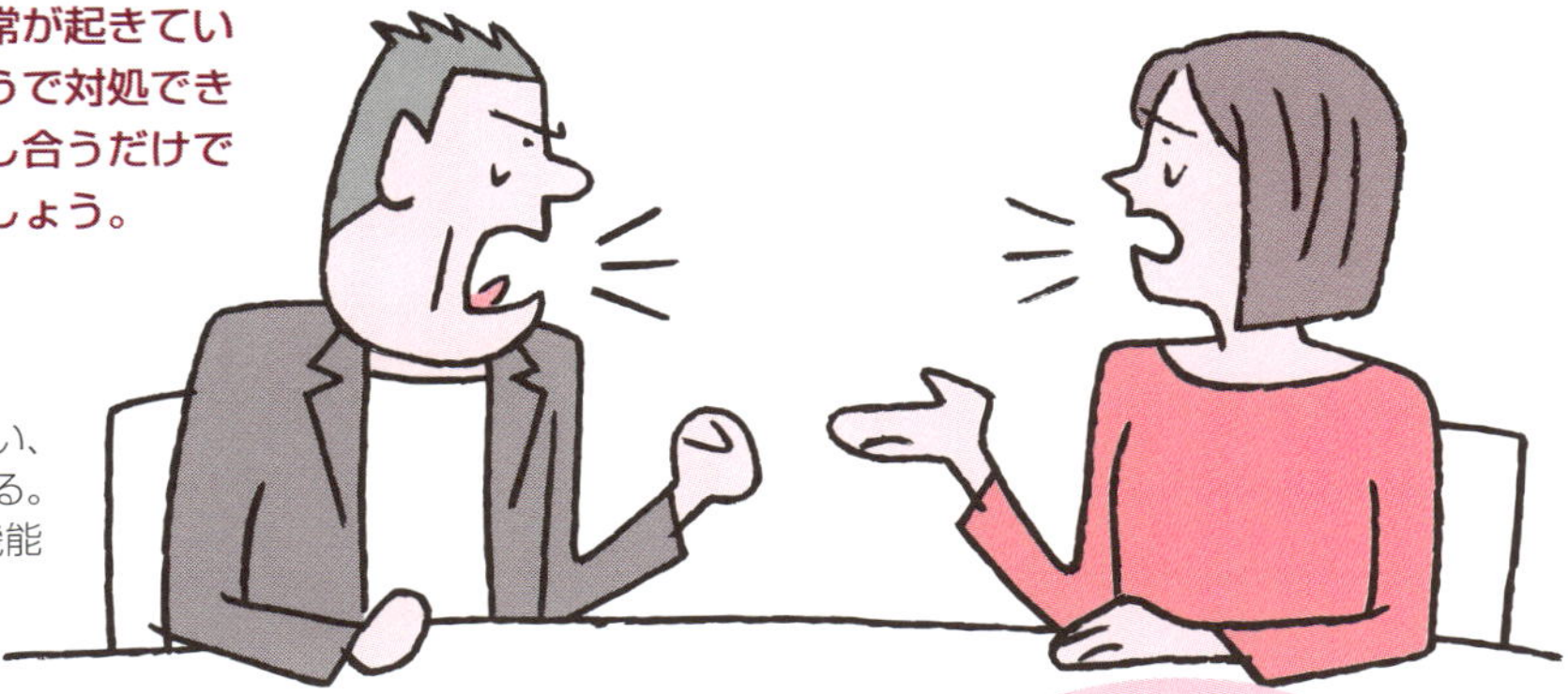

夫婦で本音をぶつけ合い、再出発を誓うことはできる。しかしそれだけでは脳機能は回復しない

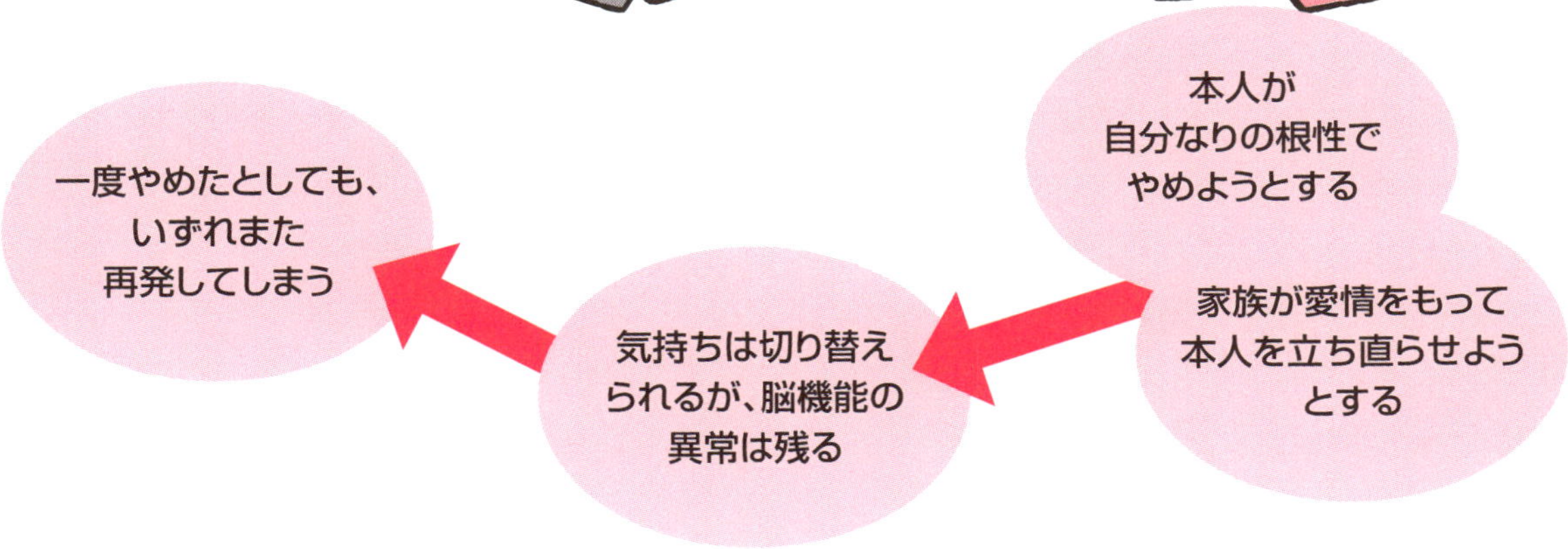
本人が自分なりの根性でやめようとする
家族が愛情をもって本人を立ち直らせようとする
気持ちは切り替えられるが、脳機能の異常は残る
一度やめたとしても、いずれまた再発してしまう

その人本来の判断力は失われている

依存症の人は、たび重なるギャンブル体験によって、脳機能の異常にみまわれ、その人本来の判断力を失っています。

家族が愛情深く接しても、本人がそう簡単には元通りにならないのは、そのためです。

本人が家族の気持ちに応え、立ち直ろうとしても、脳機能の異常があり、意志の力だけでは自分をコントロールできないのです。

治療を受けて、脳機能の回復をめざす

脳機能の異常を改善し、その人本来の力をとり戻すためには、治療が必要です。

適切な治療を受け、ギャンブルをやめることができれば、ギャンブルから刺激を受けることもなくなり、脳機能や心理の状態は徐々に戻っていきます。

治療を受け、回復をめざしましょう。

依存症の影響 ❶

借金などの問題に家族も巻きこまれる

ギャンブル依存症には、家族などまわりの人を巻きこんでいくという特徴があります。ギャンブルの問題が、本人だけの問題ではなくなっていくのです。

問題が拡大し、家族も巻きこまれて苦しむ

依存症には、家族を巻きこんでいくという特徴があります。

依存症そのものは本人の病気です。関連する問題も、基本的には本人の問題だといってよいでしょう。しかし、依存症はエスカレートする病気です。本人の状態は日を追うごとに悪化し、問題も徐々に拡大していきます。その結果、家族などまわりの人が問題に巻きこまれてしまうのです。

ギャンブル依存症では多くの場合、家族が経済的に困窮します。本人がギャンブルのために借金を重ねたり、生活費に手をつけたりするため、家族にとっても金銭面の重大な問題となるのです。

ギャンブル中心の生活になってしまう

ギャンブル依存症になると、生活全体がギャンブルに振り回されるようになります。そして本人の問題がより大きな問題へと拡大し、家族も巻きこまれていきます。

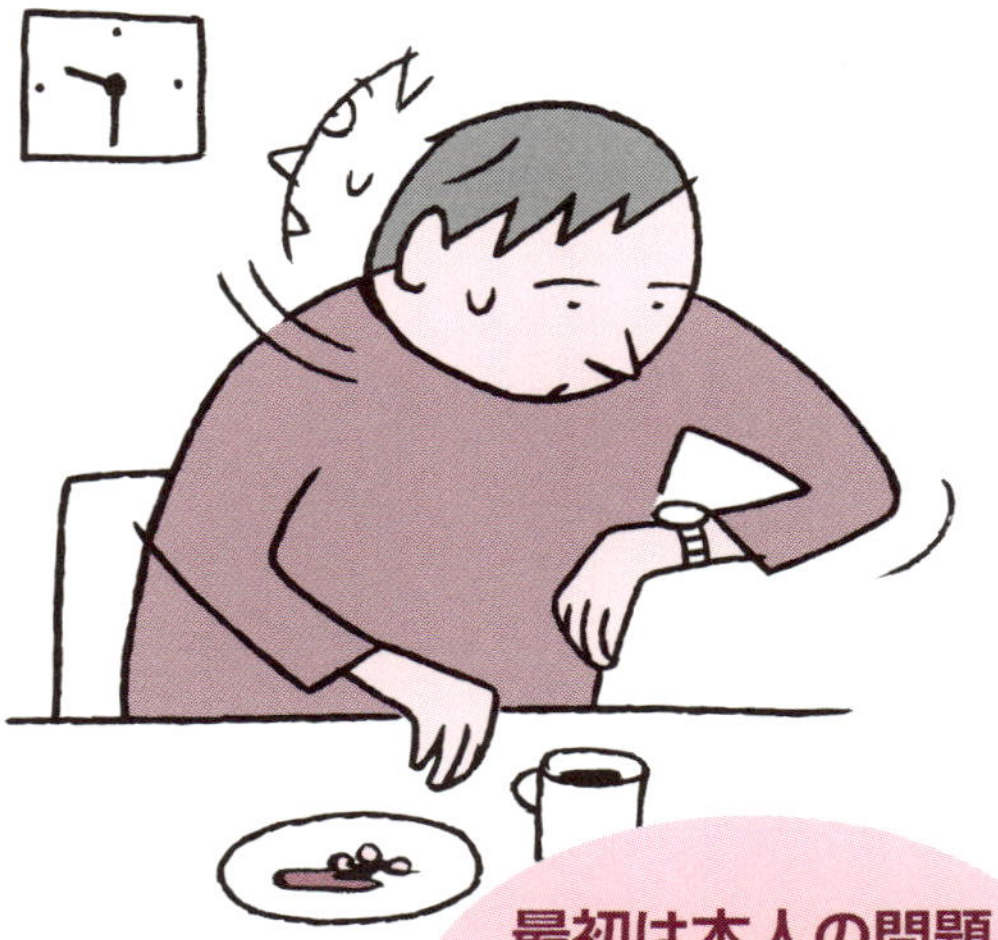

本人は、パチンコ店の開店時間を気にするなど、ギャンブルのことばかり考えている。ほかのことに気が回らない

最初は本人の問題

本人の仕事の能率が落ちたり、人付き合いが悪くなったりする

問題が悪化する

ギャンブルのために嘘をつく、仕事を休むなどの問題が起きる

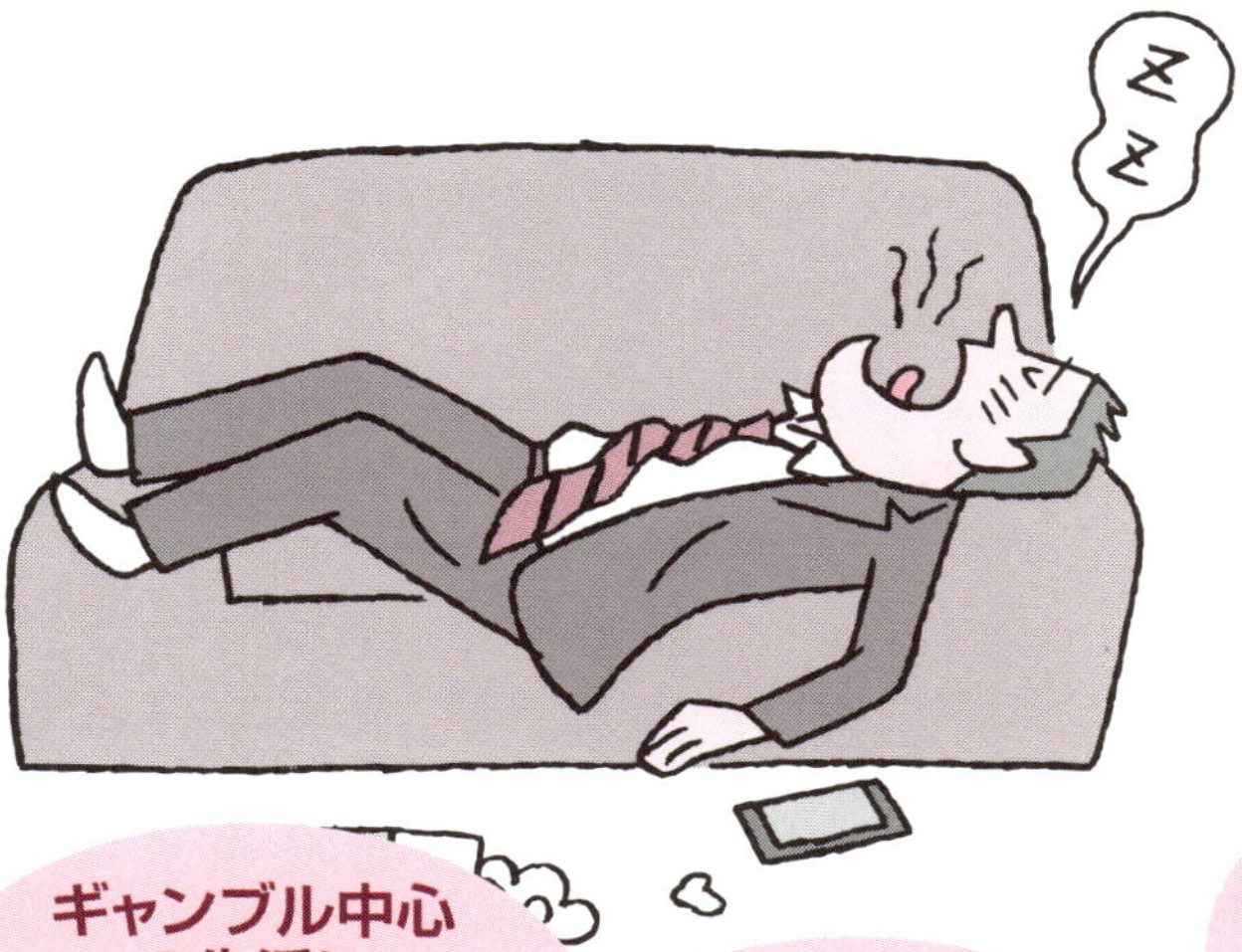

夜遅くまでギャンブルをして、最後にはやけ酒を飲んで帰ってくる。家族がその後始末をすることに

本人の生活が乱れる
嘘や欠勤などの問題が拡大し、家庭生活や仕事がままならなくなる

家族も巻きこまれる
本人に生活費を使いこまれるなどの形で、家族も問題に巻きこまれる

借金の問題が起こる
本人がギャンブルのために借金を重ね、返済できなくなっていく

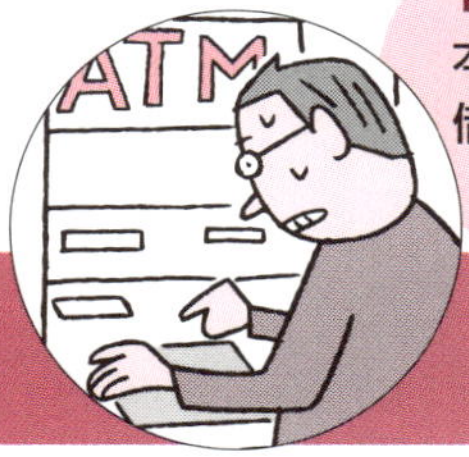

ギャンブル中心の生活に
家族全体が、いつもギャンブル関連問題の対処に追われている状態に

家庭生活が破綻する
本人の生活破綻と、借金の問題によって、家庭生活が破綻していく

ギャンブル中心の生活に

悪循環になっていく
家族は問題解決に追われ、本人はギャンブルをやめられないという悪循環に

生活がさらに悪化

ギャンブル関連の問題は生活の乱れから、嘘や借金、違法行為などのより深刻な問題へと悪化する。問題が悪化すればするほど、家族も巻きこまれていく。

本人は深刻な状況に
やがて本人は違法行為をするなどの深刻な状況に陥っていく

家族は憔悴《しょうすい》していく
いくら対処しても問題が解決しないため、家族は憔悴していく

より深刻な状況に

依存症の影響 ❷

うつ病などの心の病気を併発しやすい

ギャンブル依存症に、ほかの心の病気が併発している場合があります。二つの病気が相互に影響し合い、より深刻な状態になることもあります。

併発しやすい病気

ギャンブル依存症の人には、しばしば心の病気の合併がみられます。とくに多いのが、ギャンブル以外への依存の併発です。

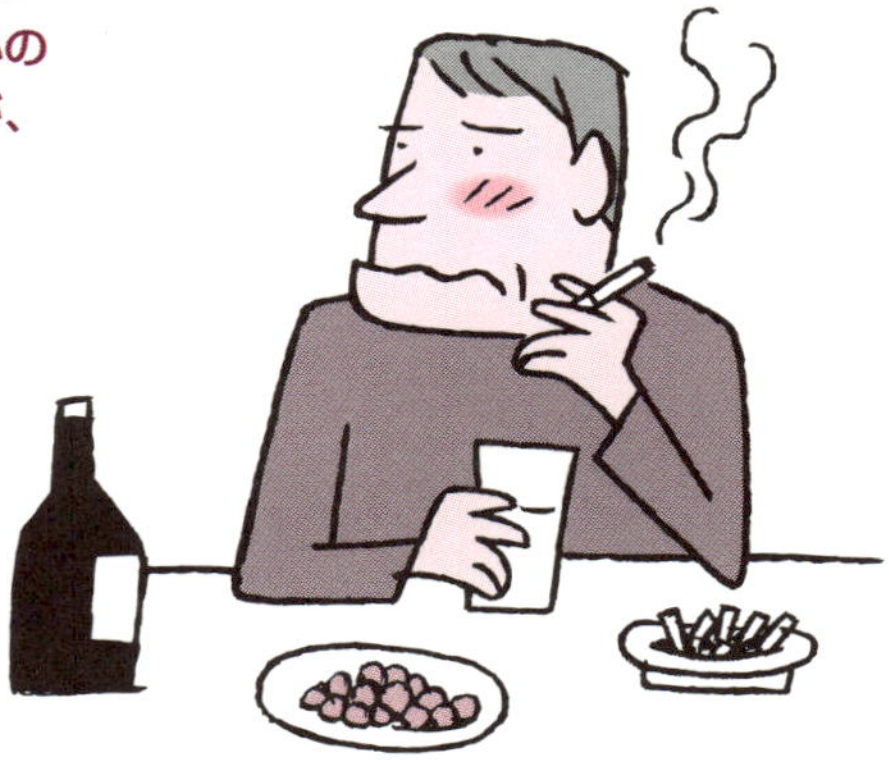

ギャンブルだけでなく、タバコもやめられないという人が多い

うつ病など

抑うつ症状が強くなり、うつ病や双極性障害と診断される人もいる。ひどく落ちこむ場合もあり、自殺のリスクが高くなる。

不安症など

割合は少ないが、不安が強くなり、社交不安症やパニック症と診断される人もいる。

ほかの依存

ニコチン依存やアルコール依存症など、ギャンブル以外の依存を併発する場合が多い。ギャンブル依存症の半数程度に、ほかの依存が認められたという報告もある。

発達障害

発達障害が併存することがある。なかでもADHD（注意欠如・多動症）の併存が多い。

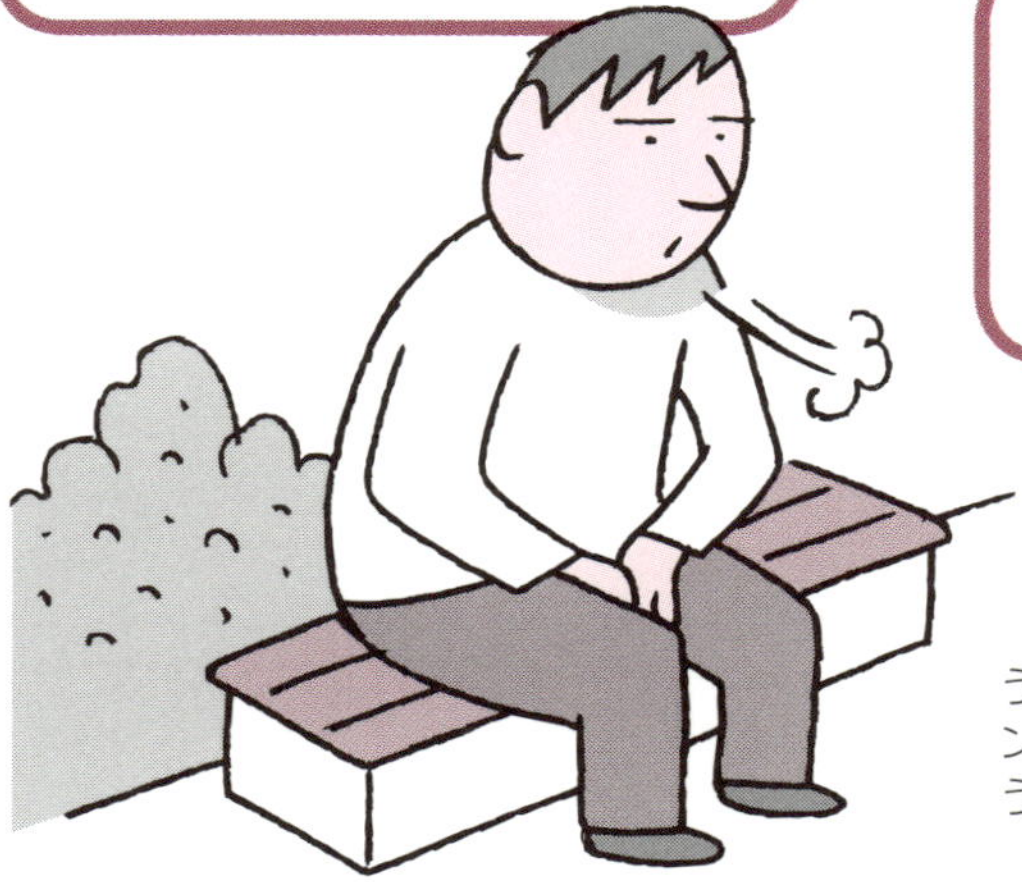

うつ病や不安症になり、ギャンブルでストレスを解消しようとしている場合もある

体の合併症は少なく、心の病気が多い

ギャンブル依存症は、本人の生活をむしばみ、心の病気を併発しますが、体の病気の併発はほとんどとみられません。合併症は基本的に、心の病気です。

患者さんの五割程度にギャンブル以外の依存症、一～三割程度にうつ病や不安症の合併がみられたという報告もあります。

ギャンブル依存症と合併症が影響し合う

ギャンブル依存症による生活の変化から合併症が起きる場合もありますが、その反対もあります。

うつ病などの病気で生活がままならないことから、ギャンブルに逃避しようとするケースもあるのです。

ギャンブル依存症と合併症は、相互に影響し合うものと考えられます。そのため医師は、患者さんの心理的な背景を理解することも心がけています。

発症の順番は人それぞれ

合併症には、ギャンブル依存症が先に発症した場合と、ほかの病気に合併してギャンブル依存症が発症した場合があります。

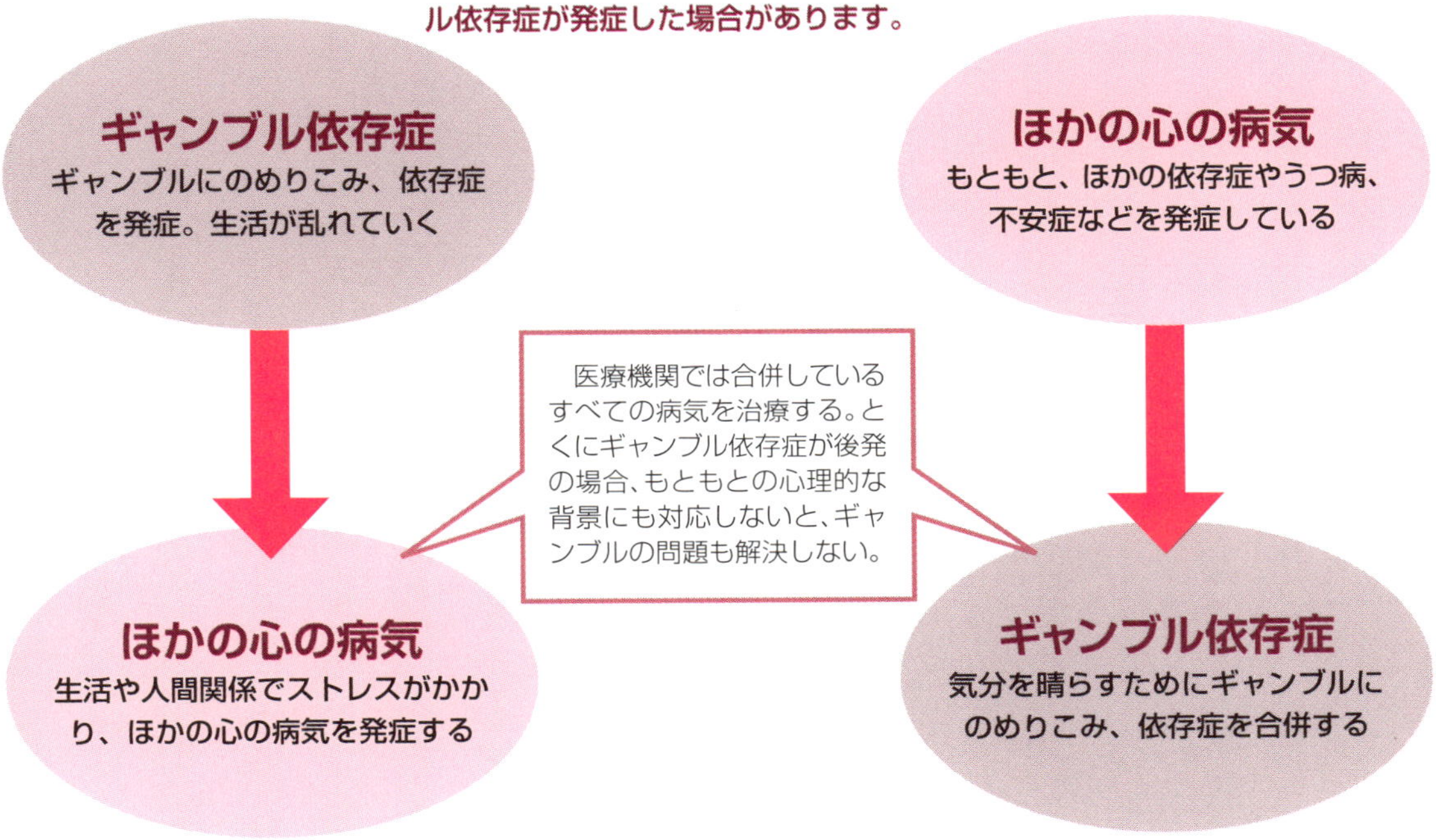
ギャンブル依存症
ギャンブルにのめりこみ、依存症を発症。生活が乱れていく
ほかの心の病気
生活や人間関係でストレスがかかり、ほかの心の病気を発症する
ほかの心の病気
もともと、ほかの依存症やうつ病、不安症などを発症している
ギャンブル依存症
気分を晴らすためにギャンブルにのめりこみ、依存症を合併する
医療機関では合併しているすべての病気を治療する。とくにギャンブル依存症が後発の場合、もともとの心理的な背景にも対応しないと、ギャンブルの問題も解決しない。

ひと目でわかる

本人の気持ちと家族の気持ちのギャップ

ギャンブル依存症の本人と、その家族との間には、問題意識のギャップがあります。本人は家族よりも問題を軽視する傾向があります。

家族の気持ち

明らかに問題だと思っている

家族は多くの場合、ギャンブルを明らかな問題だと思っています。しかし、本人の立ち直りを信じたい気持ちや、問題を騒ぎ立てたくないという思いもあり、対処に迷っています。

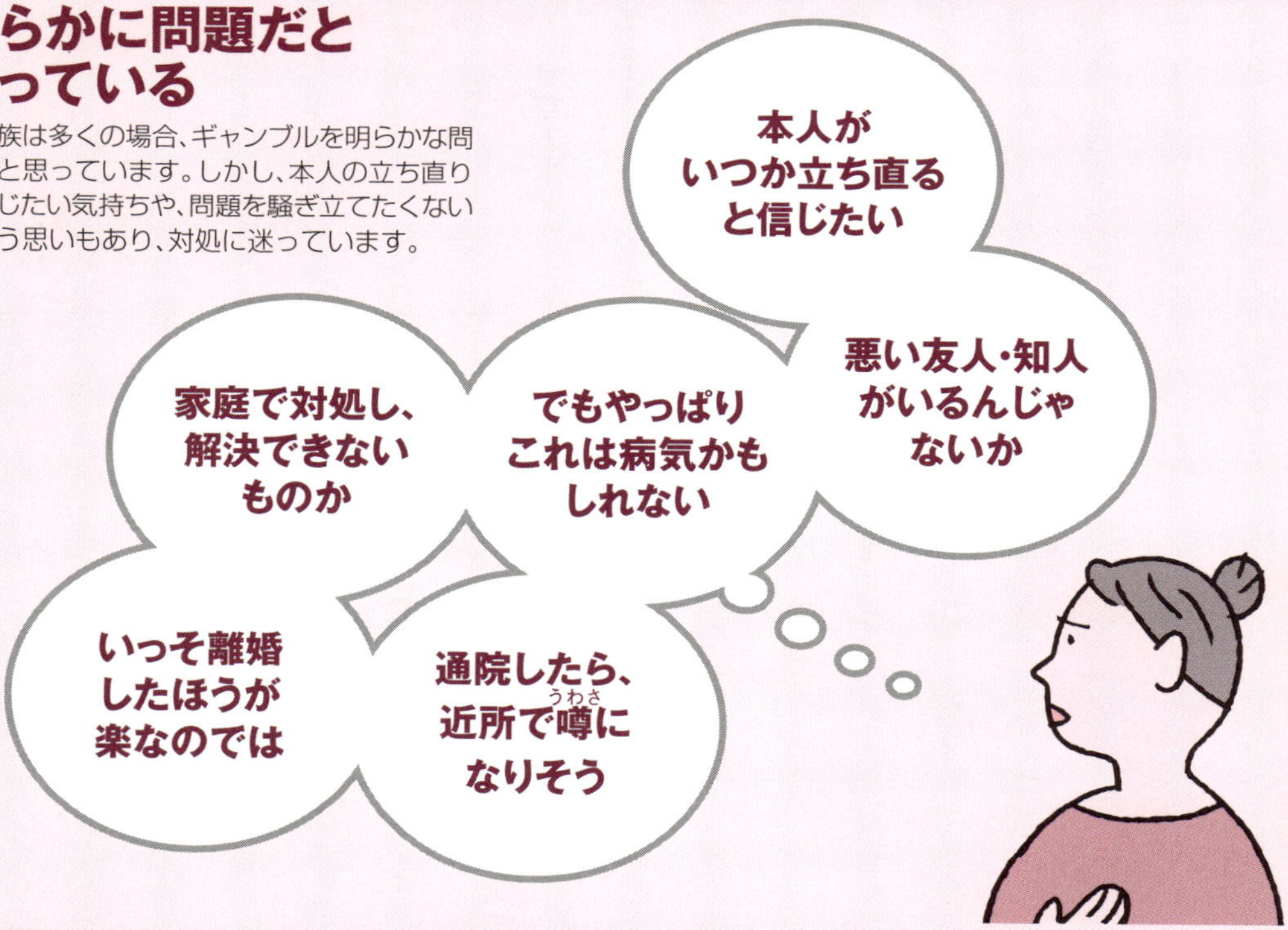
本人がいつか立ち直ると信じたい
悪い友人・知人がいるんじゃないか
家庭で対処し、解決できないものか
でもやっぱりこれは病気かもしれない
いっそ離婚したほうが楽なのでは
通院したら、近所で噂《うわさ》になりそう

本人と家族では危機感の強さが違う

ギャンブル依存症の本人と家族には、気持ちにギャップがあります。多くの場合、本人は、家族が感じているほどには、ギャンブルに危機感をもっていません。

家族は問題を冷静に観察できますが、本人は脳がギャンブルに慣れて冷静に判断できなくなっています。そのせいで、家族と危機感を共有できないのです。

本人まかせでは問題は解決しない

本人の危機感の弱さは、依存症の症状でもあります。そのため、家族が本人の立ち直りに期待し、ただ待っているだけでは、問題はなかなか解決しません。

解決を本人まかせにせず、家族も積極的に関わりましょう。

そうして治療をはじめ、状態が回復してくれれば、本人も危機感をしっかりともてるようになっていきます。

本人の気持ち

まだ大丈夫だと思っている

本人側の心理としてよくみられるのは、心のどこかで問題だと感じていながら、それでもまだ深刻な問題ではなく、自分は大丈夫だと思っているという状態です。

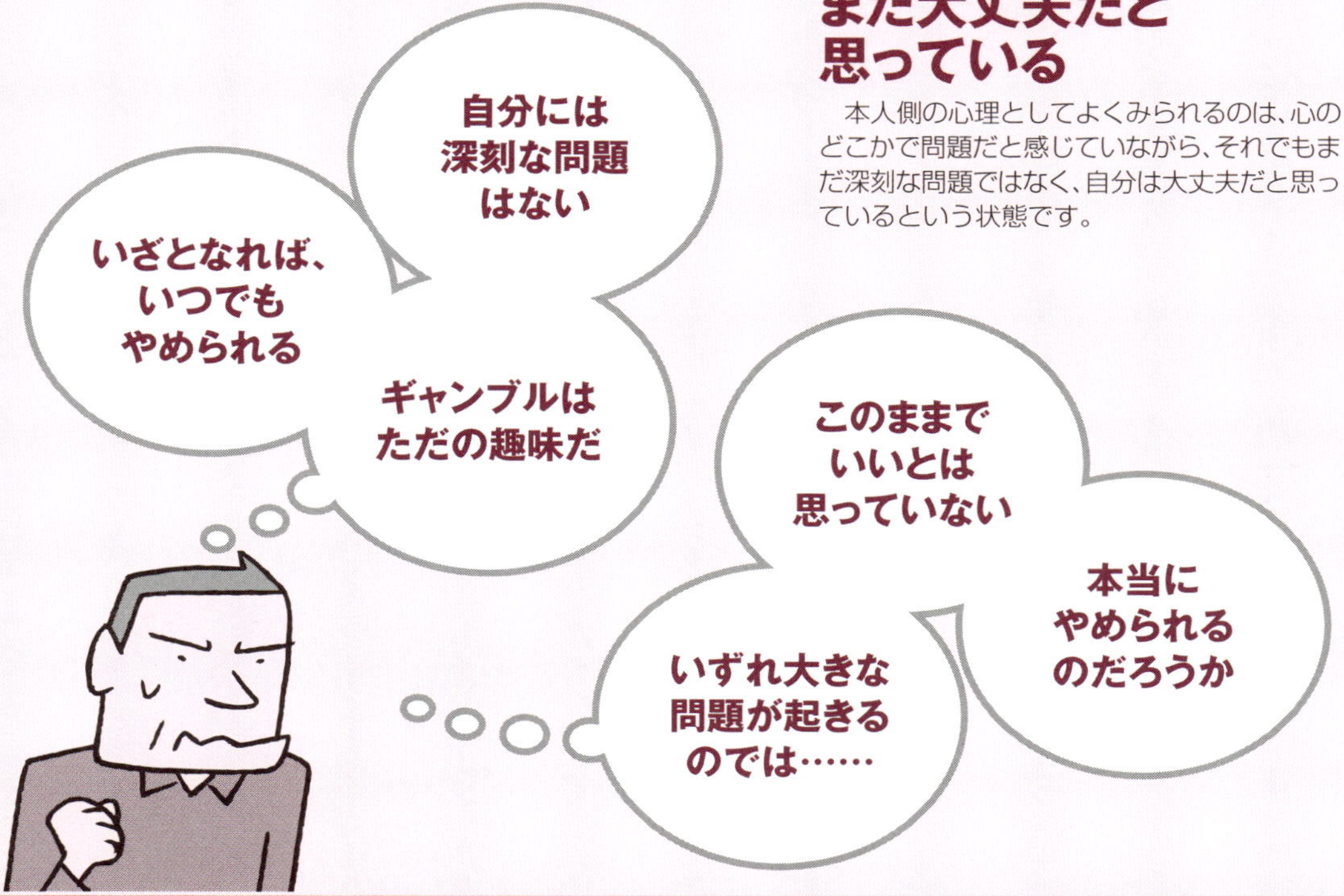
自分には深刻な問題はない
いざとなれば、いつでもやめられる
ギャンブルはただの趣味だ
このままでいいとは思っていない
本当にやめられるのだろうか
いずれ大きな問題が起きるのでは……

COLUMN

日本のギャンブル依存症経験者は推定320万人

過去に依存症になったことがある人の人数

2017年度の全国調査（32ページ参照）で、日本のギャンブル依存症の生涯有病率が成人の3.6％と推定されました。人口に換算すると約320万人ということになります。

この数値は、過去に一度でもギャンブル依存症になったと考えられる人の割合を示したものです。すでに回復した人も含まれている可能性があるという点に注意が必要です。

そこで、過去1年の状態で推計した結果もみてみましょう。過去1年以内の生活から、ギャンブル依存症が疑われる人の割合です。こちらは成人の0.8％でした。人口換算では約70万人です。

この結果から、日本には約320万人のギャンブル依存症経験者がいること、そのうち約70万人は、過去1年以内にも依存症の状態に苦しんでいるということがわかります。

依存症の人の割合

海外では

海外では過去にギャンブル依存症になった人の割合が、日本よりやや低めに出ている。

生涯有病率　0.4〜2.0%

日本では

日本では2017年度の全国調査で生涯有病率と過去1年以内の有病率が推定された。

過去1年以内の有病率　0.8%
生涯有病率　3.6%

海外の有病率は久里浜医療センターウェブサイト、日本の有病率は「国内のギャンブル等依存に関する疫学調査」より

3

通院して
認知行動療法を受ける

ギャンブル依存症は、
基本的に通院治療で治せる病気です。
専門医療機関で「認知行動療法」を受け、
行動や考え方を見直すことで、
生活を切り替え、状態を改善します。

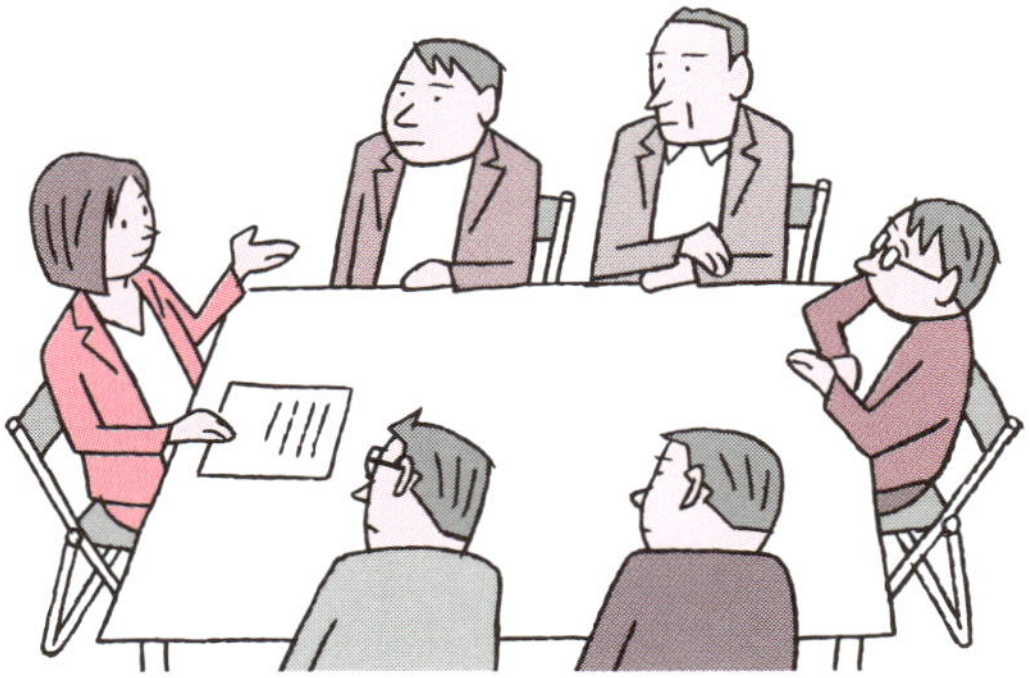

医療機関の探し方 ❶

本人は消極的なので、家族が主体的に動く

ギャンブル依存症から抜け出すためには、医療機関を受診する必要があります。しかし本人は受診に消極的なことが多いので、まずは家族が主体的に動くとよいでしょう。

家族が受診への筋道を整える

ギャンブル関連の問題が起きると、家族は問題を解決し、本人を立ち直らせようとします。しかしその期待は多くの場合、裏切られます。家族がいろいろと世話を焼いても、本人はギャンブルをやめようとしないのです。

家族は、本人が嘘をついてまでギャンブルを続ける様子などをみるうちに、「これは病気だ」と感じるようになります。ところが本人はたいてい、「自分は病気ではない」と思っています。

本人が自分から通院する可能性は低いので、家族が主体的に動き出し、早期受診・早期治療への筋道を整えていきましょう。

本人は通院したがらない

本人が自分から医療機関にかかろうとすることは、ほとんどありません。本人には病状を否認する傾向があり、家族に通院をすすめられても多くの場合、嫌がります。

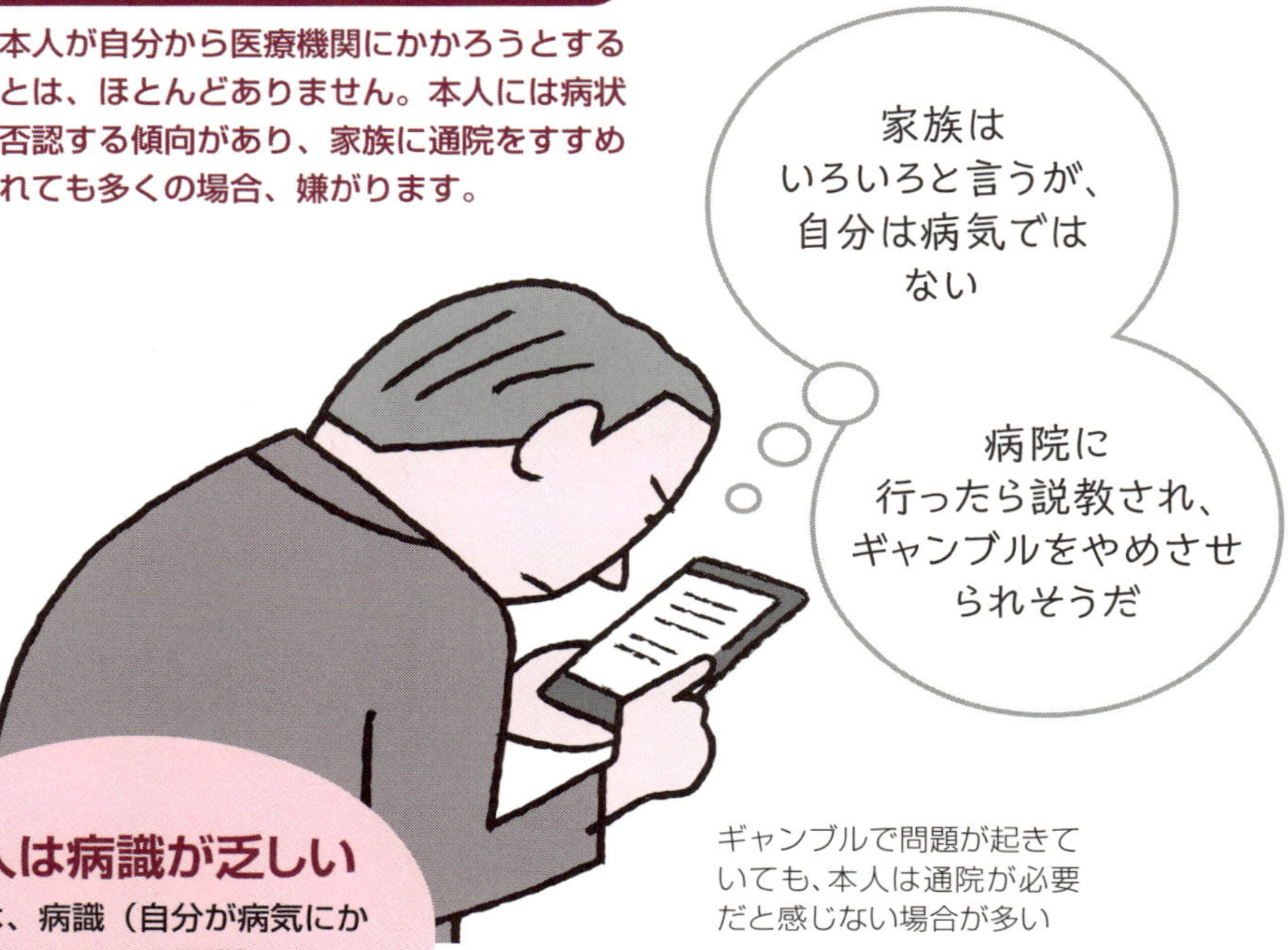
家族は
いろいろと言うが、
自分は病気では
ない
病院に
行ったら説教され、
ギャンブルをやめさせ
られそうだ

ギャンブルで問題が起きていても、本人は通院が必要だと感じない場合が多い

本人は病識が乏しい

本人は、病識（自分が病気にかかっているという認識）がなかなかもてない

家族が動いたほうがよい

本人が動くのを待っていては、受診・治療になかなかつながりません。冷静でいられる家族が、治療を求めて動きはじめましょう。

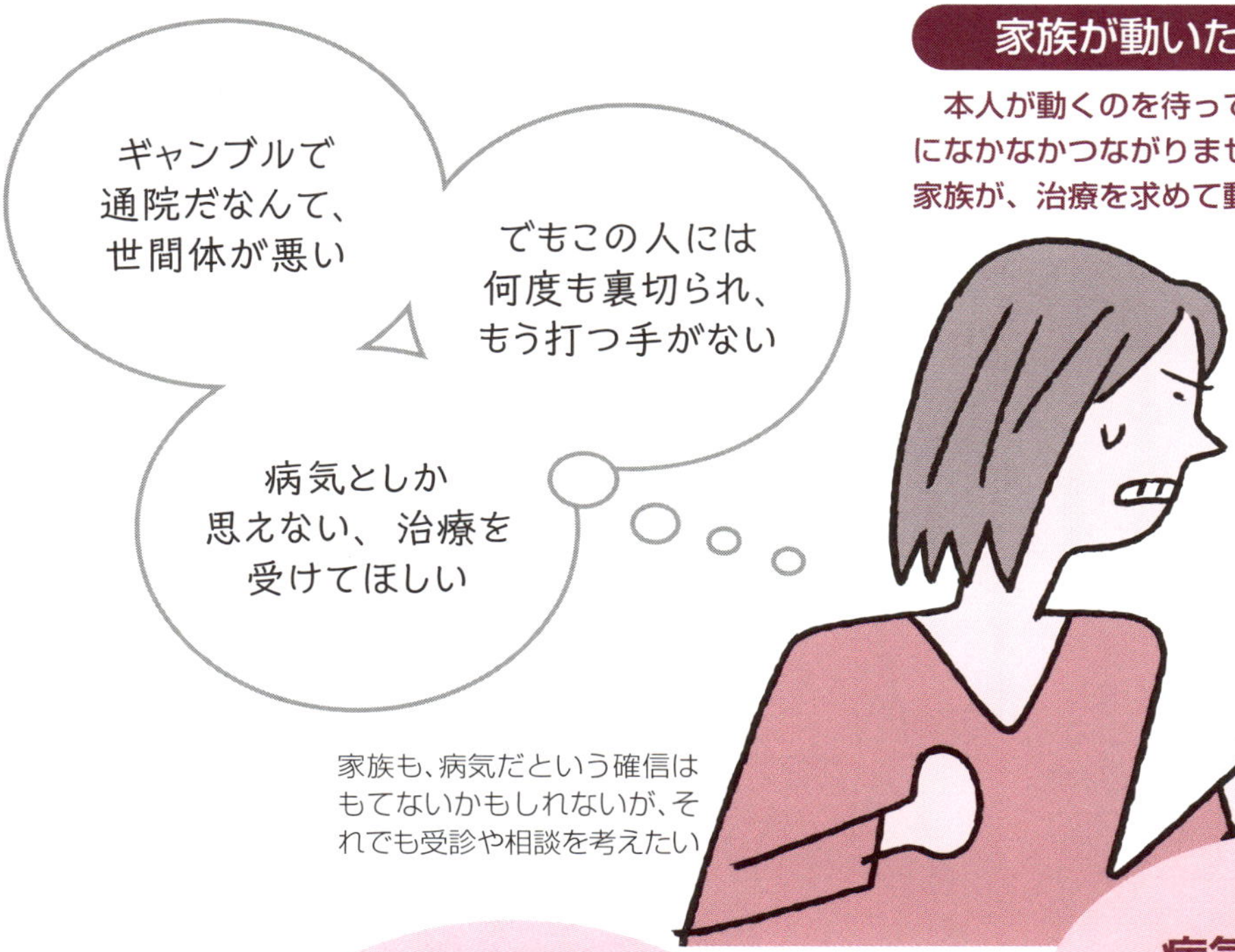
ギャンブルで通院だなんて、世間体が悪い
でもこの人には何度も裏切られ、もう打つ手がない
病気としか思えない、治療を受けてほしい
家族も、病気だという確信はもてないかもしれないが、それでも受診や相談を考えたい

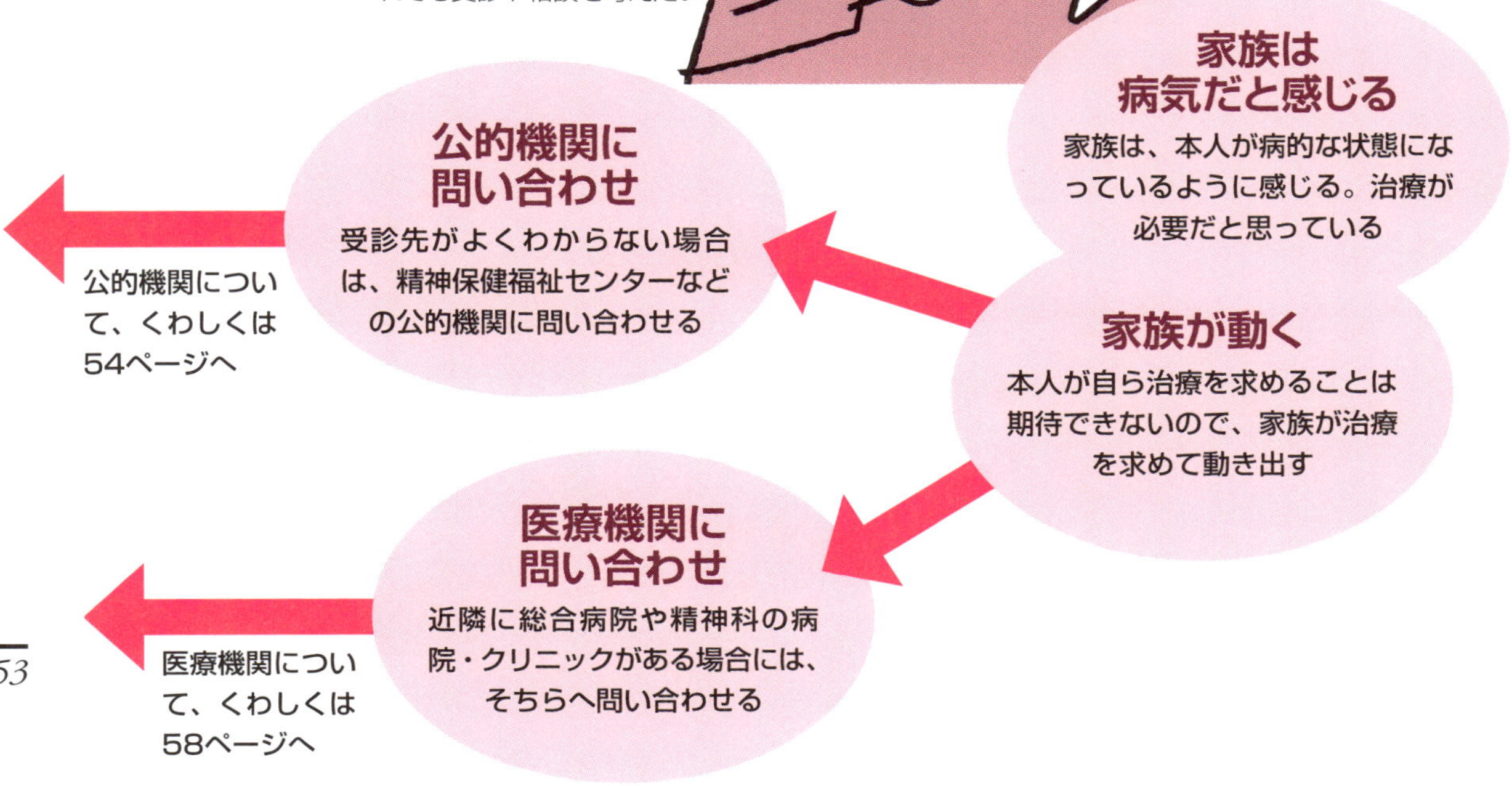
家族は病気だと感じる
家族は、本人が病的な状態になっているように感じる。治療が必要だと思っている
家族が動く
本人が自ら治療を求めることは期待できないので、家族が治療を求めて動き出す
公的機関に問い合わせ
受診先がよくわからない場合は、精神保健福祉センターなどの公的機関に問い合わせる
公的機関について、くわしくは54ページへ
医療機関に問い合わせ
近隣に総合病院や精神科の病院・クリニックがある場合には、そちらへ問い合わせる
医療機関について、くわしくは58ページへ

医療機関の探し方
❷

公的機関やネットで専門医を探す

受診先の医療機関がすぐにみつからない場合には、公的機関やインターネットを利用して、探してみましょう。

公的機関に問い合わせる

ギャンブル依存症に対応している医療機関がみつからない場合には、公的機関に問い合わせてみましょう。近隣の医療機関の情報を聞けます。

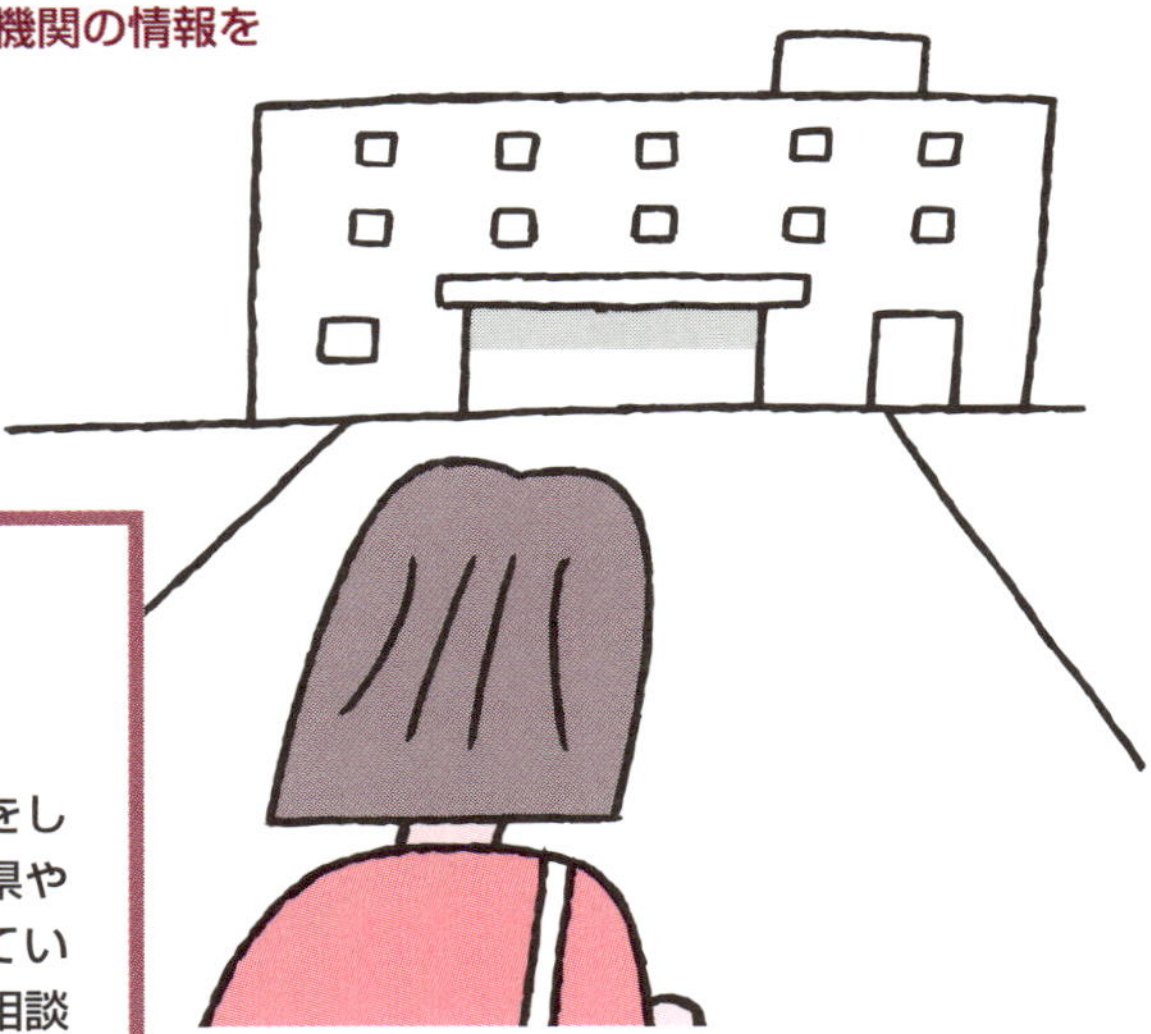

公的機関は家族からの相談・問い合わせを受け付けている

精神保健福祉センター

心の健康の相談業務などをしている公的機関。各都道府県や政令指定都市に設置されている。本人や家族、関係者が相談できる。依存症の家族教室を開催しているところもある。

保健所

心身の健康の相談業務などをしている公的機関。各都道府県や政令指定都市などに設置されている。本人や家族、関係者が相談できる。

依存症の相談員が増えている

厚生労働省が「依存症対策総合支援事業」で、依存症の専門知識をもつ相談員を養成しています。近隣のセンターに専門の相談員がいる場合には、受診・治療や生活面での注意点などについて、くわしく相談できます。

インターネットで探す

インターネットで医療機関を探すこともできます。自分で検索することもできますが、専門医療機関のリストが公開されているので、参考にしてください。

久里浜医療センター 全国医療機関／回復施設リスト

本書の監修者・樋口進医師の勤める久里浜医療センターでは、公式ホームページで依存症の専門医療機関と回復施設のリストを紹介している。依存症全般への対応リストだが、ギャンブル依存症に対応している機関も掲載されている。

http://list.kurihama-med.jp/

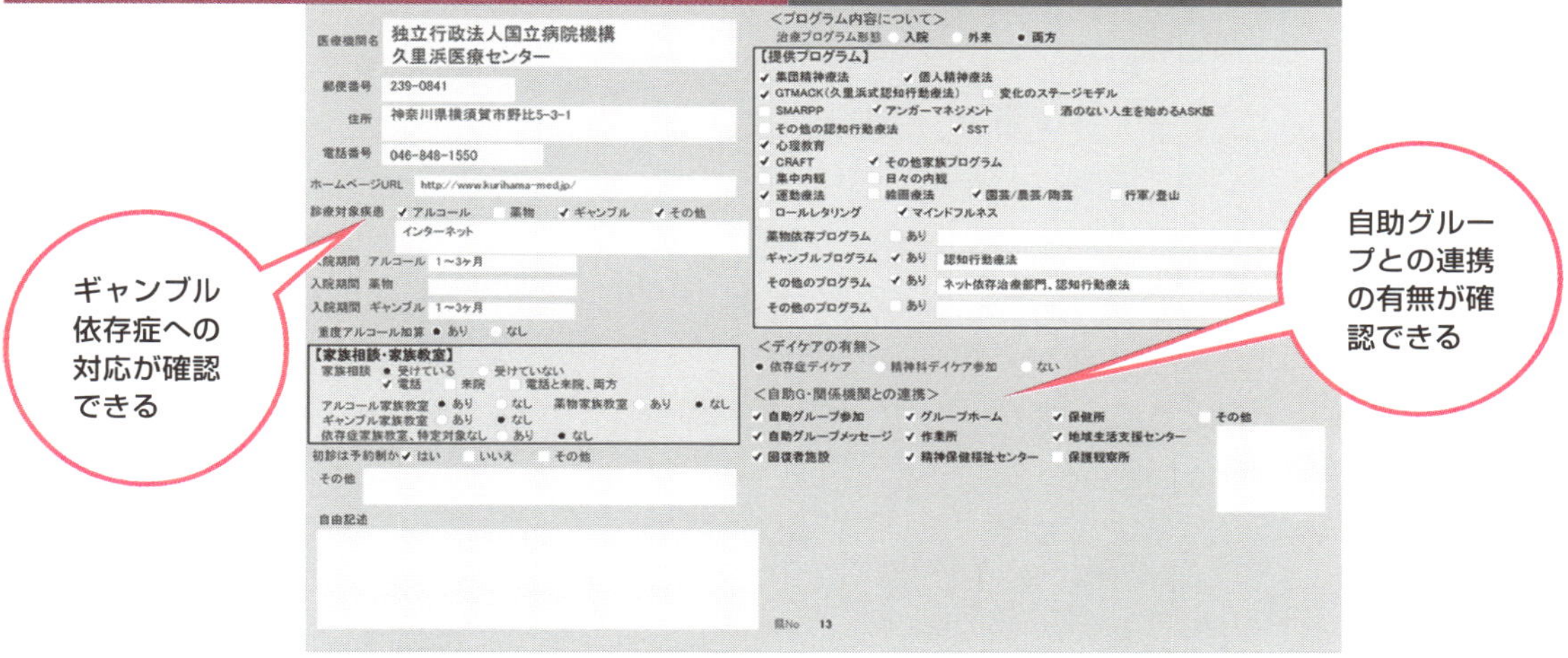

専門医療機関はまだ少ない

ギャンブル依存症の人には、治療が必要です。

しかし現実的には、そのための専門医療機関はまだ少なく、地域によっては、医療機関がなかなかみつからない場合もあります。

その場合には、公的機関やネットを利用して、地域の医療機関の情報を集めましょう。

家族教室に参加するのもよい

また、公的機関のなかには、依存症の人やその家族のための家族教室を定期的に開催しているところもあります。

家族教室は、依存症という病気の基礎知識や、生活面の注意点などを学ぶことができる、勉強会のようなものです。

受診先がみつからない場合に、ひとまず家族教室に参加し、病気への対応を学ぶというのも、ひとつの方法です。

ひと目でわかる 久里浜医療センターの治療プログラム

医療機関で受けられる治療の例を紹介します。久里浜医療センターの実施しているプログラムです。通院と入院の2種類のプログラムがあります。

治療プログラムの流れ

初診

初回は精神保健福祉士などに生活の様子を聞かれる。そのあと医師による診察や検査がある

（58ページ参照）

再診

2回目も引き続き、医師による診察や検査を受ける。ほかの病気との鑑別などがおこなわれる

（60ページ参照）

医師や心理士、看護師、精神保健福祉士、作業療法士など、さまざまな職種の人がチームを組んで治療にあたっている

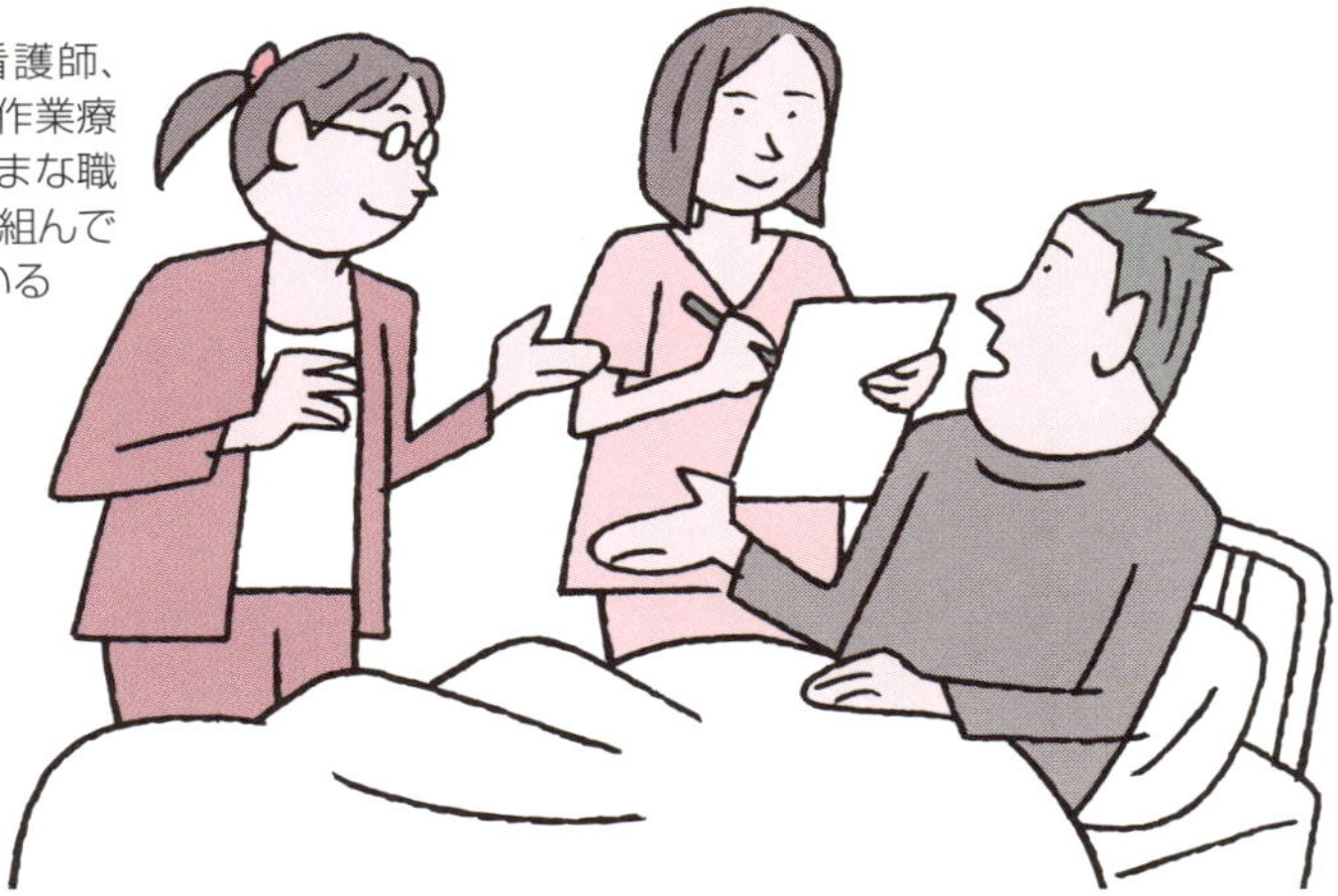

基本的には外来治療になるが、外来ではギャンブルをやめられない人、合併症があるなど重症の人は、入院治療となる場合がある。

通院・入院の二種類がある

本書の監修者である樋口進医師は久里浜医療センターで、ギャンブル依存症の専門治療プログラムを実施しています。

プログラムには通院治療・入院治療の二種類がありますが、基本的には通院治療が第一選択となります。重症の場合などに、入院治療が検討されます。

主な治療法は認知行動療法

通院の場合も入院の場合も、治療法は基本的に同じです。

ギャンブル依存症では、カウンセリングや認知行動療法などの治療がおこなわれます。認知行動療法は本人のギャンブルに対する考え方や行動を調整するための治療法です。合併症がある場合は薬物療法も実施されます。

入院の場合は生活指導なども追加され、より手厚い治療プログラムとなります。

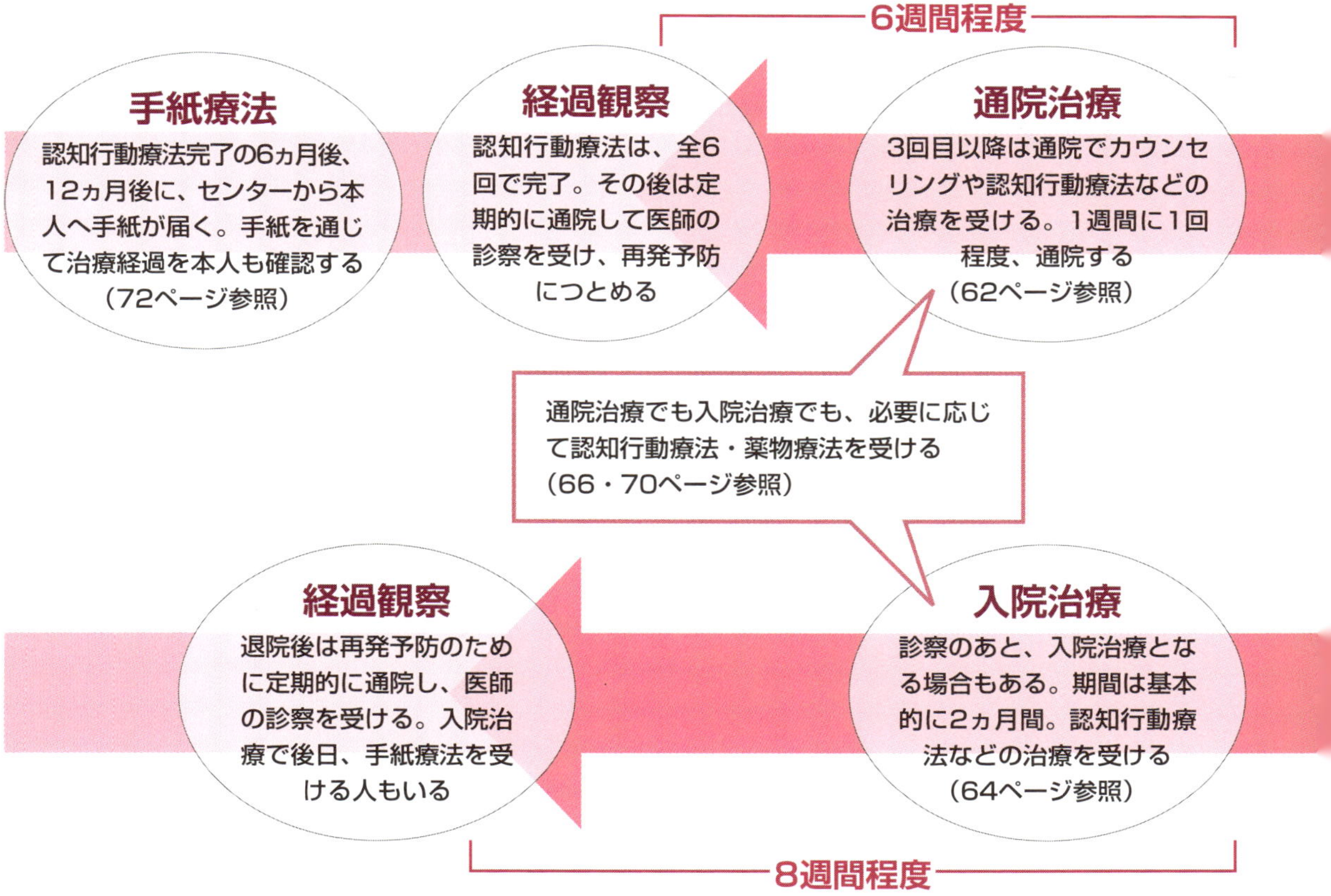
6週間程度
通院治療
3回目以降は通院でカウンセリングや認知行動療法などの治療を受ける。1週間に1回程度、通院する
（62ページ参照）
経過観察
認知行動療法は、全6回で完了。その後は定期的に通院して医師の診察を受け、再発予防につとめる
手紙療法
認知行動療法完了の6ヵ月後、12ヵ月後に、センターから本人へ手紙が届く。手紙を通じて治療経過を本人も確認する
（72ページ参照）
通院治療でも入院治療でも、必要に応じて認知行動療法・薬物療法を受ける
（66・70ページ参照）
入院治療
診察のあと、入院治療となる場合もある。期間は基本的に2ヵ月間。認知行動療法などの治療を受ける
（64ページ参照）
経過観察
退院後は再発予防のために定期的に通院し、医師の診察を受ける。入院治療で後日、手紙療法を受ける人もいる
8週間程度

診察の流れ ❶

最初は現在の生活を確認することから

ギャンブル依存症の診察は、本人のギャンブルの仕方や、そこから引き起こされる問題の確認からはじまります。

医療機関に連絡する

ギャンブル依存症は心の病気です。精神科で診察・治療を受けることができます。総合病院の精神科や、精神科の病院・クリニックに連絡し、受診の希望を伝えましょう。

対応の有無を確認

精神科には、依存症を専門としていないところもある。事前に依存症への対応を確認する

診察の予約をとる

受診の希望を伝えて、必要であれば診察の予約をとる。受診時に必要なものを聞いておく

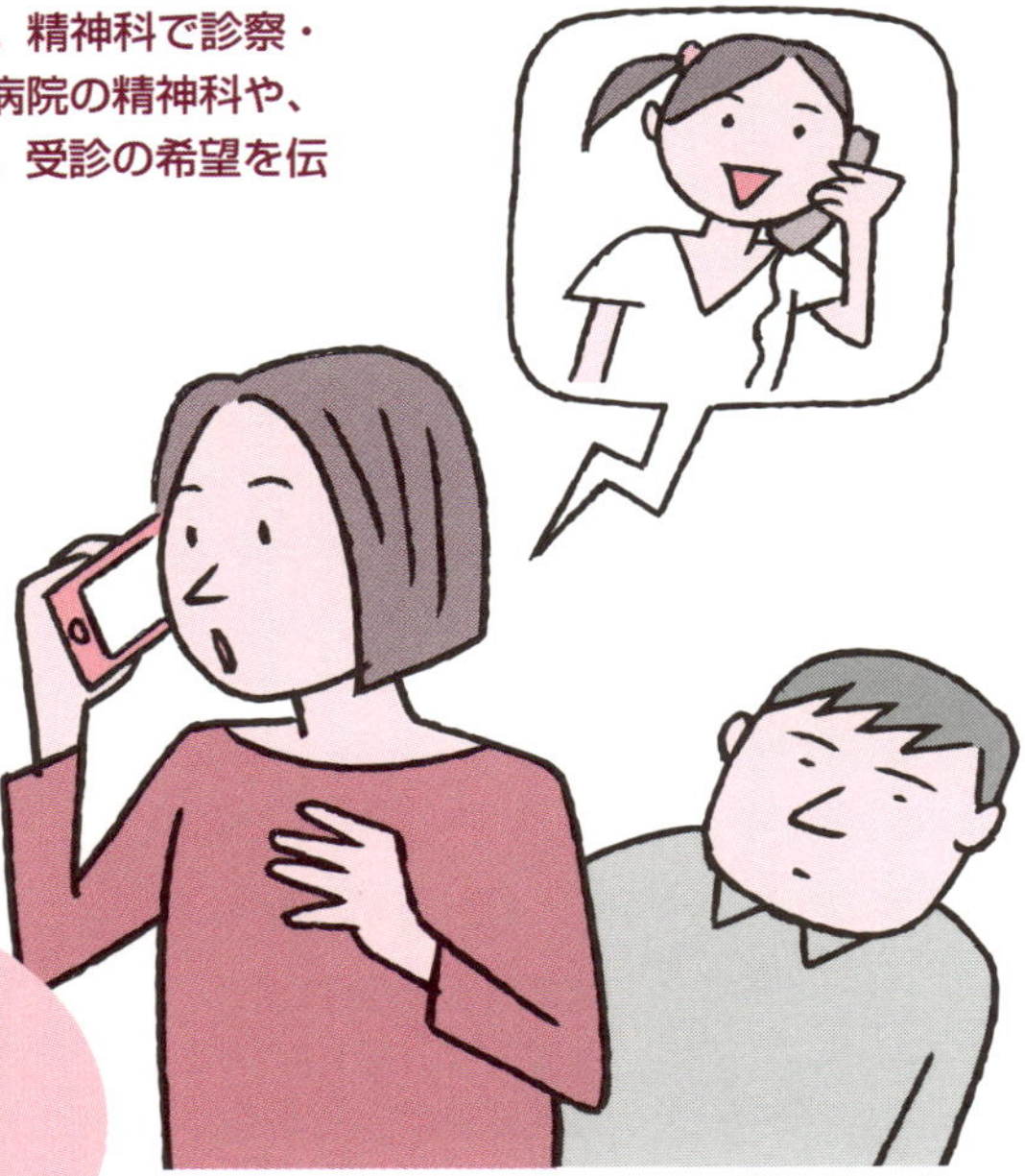

精神科では診察を予約制にしている場合が多い。事前に電話などで問い合わせておく

ギャンブルを中心に、生活の様子を話す

ギャンブル依存症の面談や診察では、医師や医療スタッフから日常生活の様子を聞かれます。

医師はその答えを国際的な診断基準（三八ページ参照）と照合し、依存症かどうか診断します。医療機関を受診したら、医師にギャンブルの種類や賭け方、賭け金、関連する問題などを伝え、依存の程度を調べてもらいましょう。

なお、本人はどうしても問題を軽視し、過少申告しがちなので、家族が正確な情報を提供することも重要になります。

できれば家族もいっしょに受診し、医師や医療スタッフの質問に答えるようにしてください。

診察を受け、状況を伝える

初回の診察では、生活の様子を聞かれます。ここでギャンブルとその関連の問題について正確に伝えることができれば、適切な診断・治療につながります。

医師や医療スタッフに聞かれること

- ギャンブルをいつはじめたか
- どのような種類のギャンブルをしているか
- ギャンブルをする頻度はどれくらいか
- お金をいくら使ったか。借金があるか
- 生活上の問題はあるか。あればどのようなものか
- 仕事はできているか。遅刻・欠勤は増えているか
- 家族や友人、同僚との関係はどうか

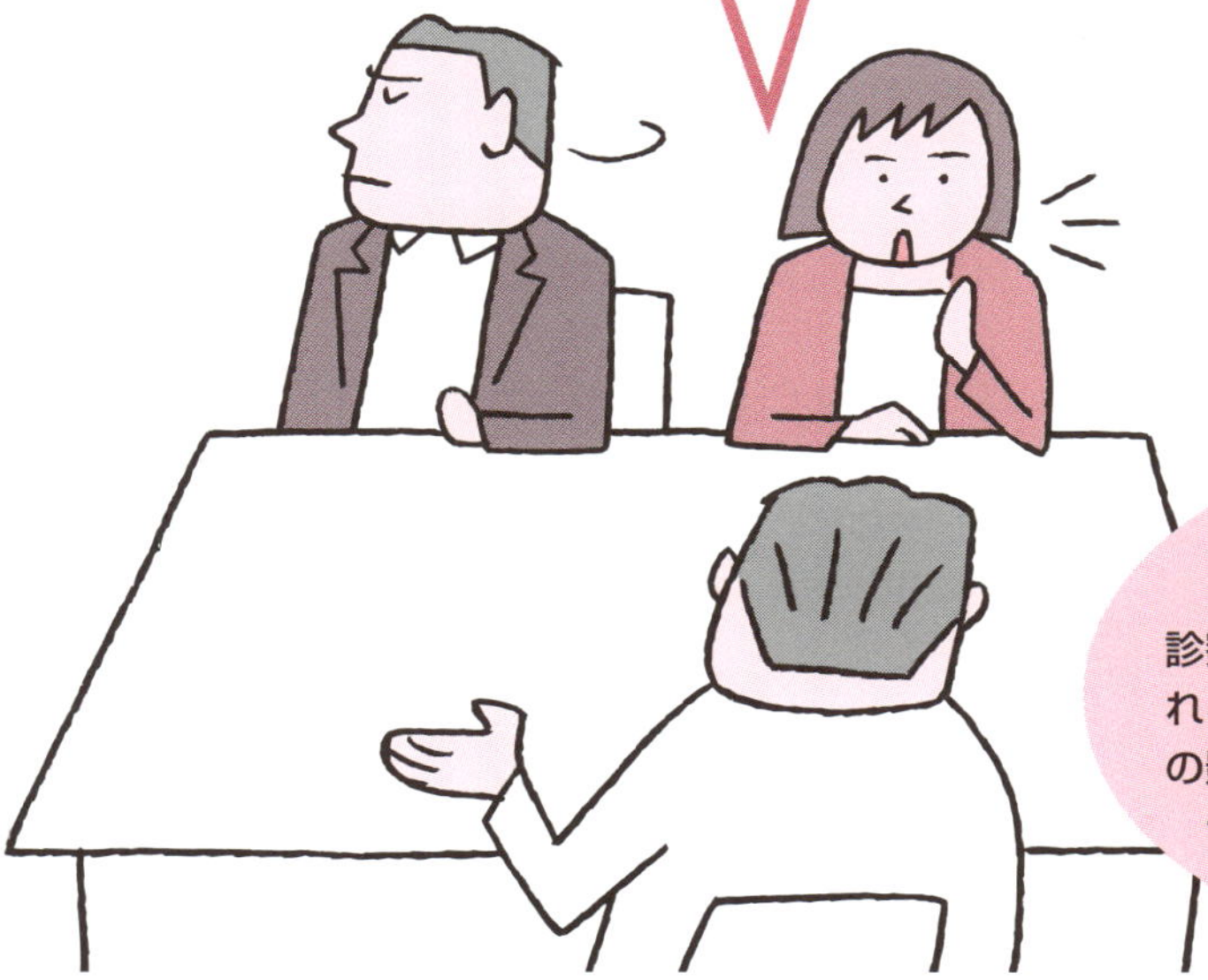

診察に家族が同席する場合もある。医師は本人と家族、それぞれの見方や考え方を聞く

医療スタッフの面談

診察の前に、精神保健福祉士など医療スタッフに本人の既往歴やギャンブル歴など基本的な情報を聞かれる場合がある

医師による診察

診察では、日常生活をくわしく聞かれる。とくにギャンブルの仕方やその影響についての質問が多い。借金や人間関係についても聞かれる

次回の予約をする

面接・診察のほかに、各種検査も必要になる。次回の診察を予約する。現在の状態を、時間をかけて調べていく

検査については
60ページを参照

診察の流れ❷

問診と各種検査を受けて、診断を聞く

一度の診察で診断が出ることもありますが、多くの場合、もう一度受診し、各種の検査を受けて、関連の病気なども調べます。

心理検査や身体検査を受ける

問診による診察と並行して、心理検査や身体検査を受けます。ギャンブル依存症にほかの病気が合併している場合や、心理的な背景が症状に関連している場合があるため、そうした関連疾患・関連症状の有無を確認します。

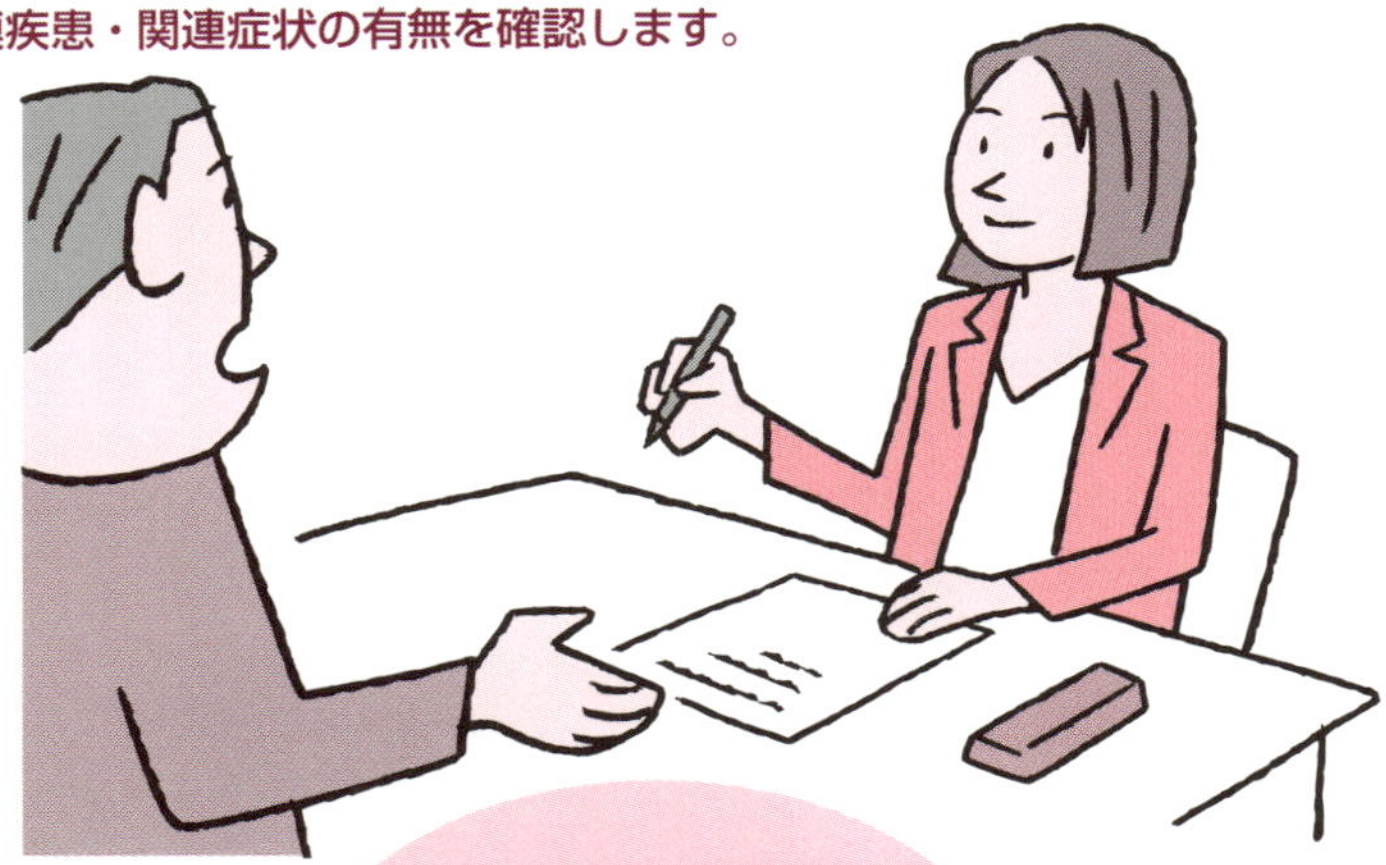

心理検査は、医師や心理士の質問に答える形式のものが多い

心理検査を受ける

うつ病や不安症などほかの病気が合併している場合もあるので、心理検査で調べる

身体検査を受ける

体の異常も念のため確認する。脳検査や血液検査などがおこなわれる

主な検査

- 心理検査（うつ病や不安症、発達障害などの合併を確認するため）
- 脳検査（脳腫瘍や脳梗塞などの合併症を確認するため）
- 血液検査（体の病気の有無や、基本的な健康状態を確認するため）

体もくわしく調べて診断が確定する

医師は生活の様子を聞けば、診断基準を使ってギャンブル依存症の診断を出すことができます。

しかし、ギャンブル依存症には合併症も多く、その有無もきちんと確認しなければ、適切な治療はおこなえません。

そこで医師は身体検査なども実施し、ほかの病気の合併や、ほかの病気との鑑別もおこないます。そしてギャンブル依存症の診断を確定させるのです。

診断を受け、治療をスタート

1〜2回通院し、問診や各種検査を受けると、多くの場合、診断が確定します。ギャンブル依存症や合併症の詳細がわかり、適切な治療を受けはじめることができます。

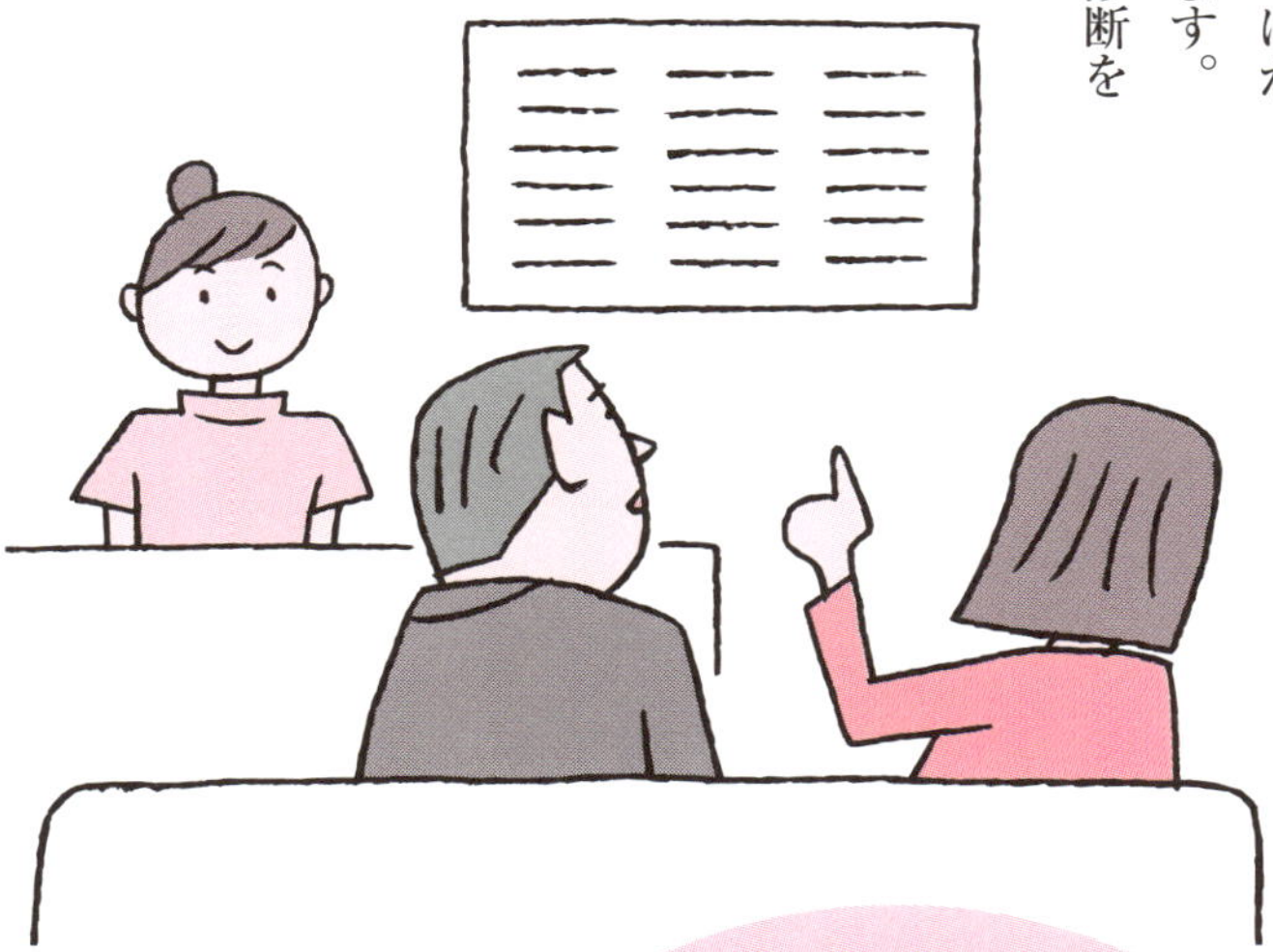

診断を受けたら、次は治療に入る。次回の診察・治療の予約をとって帰る

診断を受ける

面談や診察、各種検査によって詳細が確認され、診断が確定する。ギャンブル依存症だけでなく、合併症もわかる場合もある

ギャンブル依存症の場合

診断が確定した場合には、その後の治療の流れについて、医師の説明を受ける。症状の重さによって通院治療と入院治療に分かれる

通院治療は62ページ、入院治療は64ページを参照

違う病気だった場合

ギャンブル依存症ではなく、うつ病などほかの病気の診断が出る場合もある。その場合には診断された病気の治療を受ける

治療の流れ❶

診断後、週に一回通院して治療を受ける

ギャンブル依存症の診断が出たら、その後は週に一回程度通院し、認知行動療法などの治療を受けます。六週間ほど通って、生活を見直していきます。

通常は通院治療に

ギャンブル依存症では多くの場合、身体的には深刻な症状はありません。そのため、基本的に通院治療でおこなわれます。

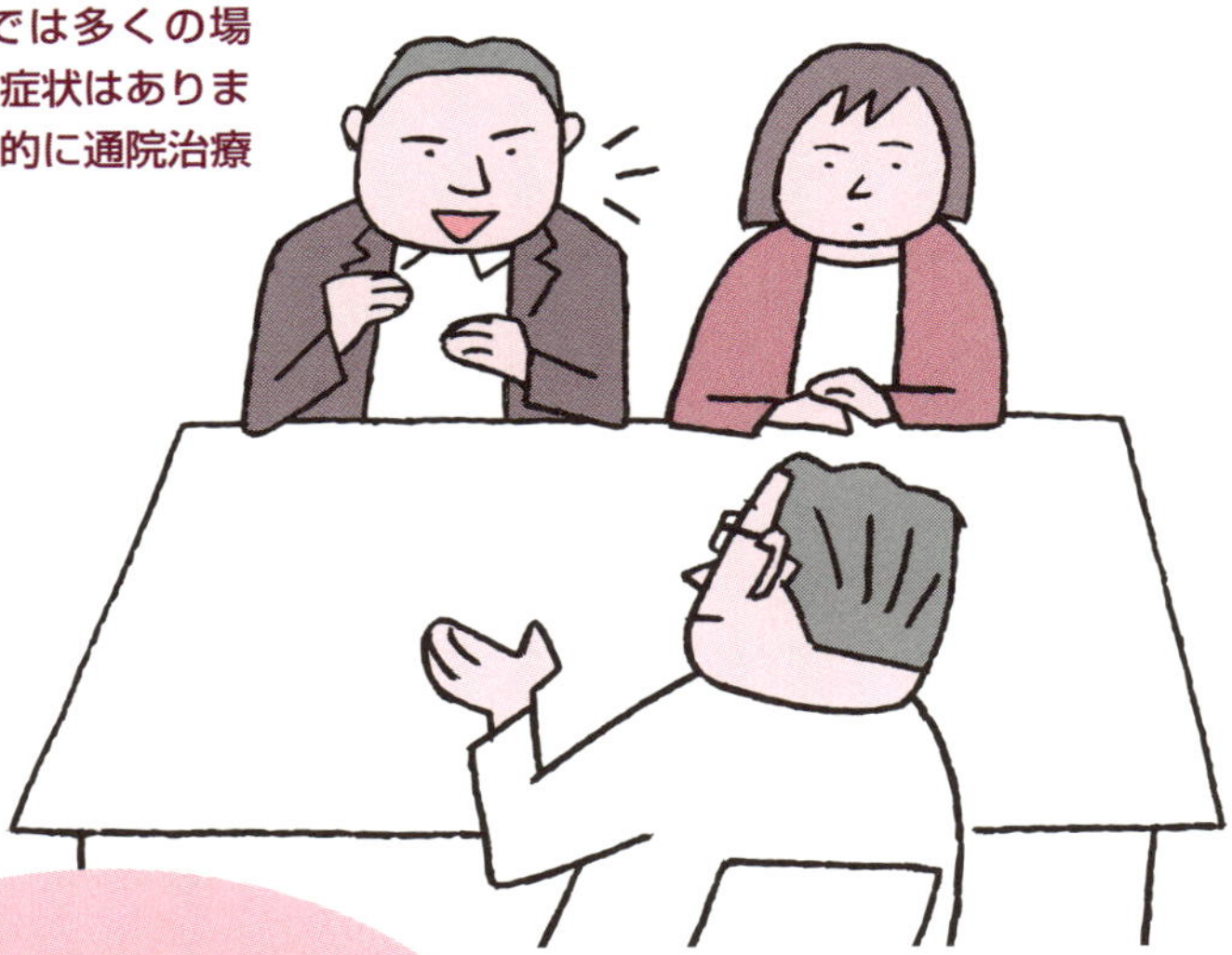

本人に病気だという自覚ができ、診察や治療にも前向きになっていく

通院治療をスタート

本人が医療機関に通い、診察・治療を受ける。診察ではその後の経過が確認される。治療はカウンセリングや認知行動療法が中心となる

通院の場合の主な治療法

カウンセリング
本人が医師と1対1で対話する、個人カウンセリング

認知行動療法
考え方や行動を見直す治療法
（66ページ参照）

薬物療法
抑うつや不安などへの治療
（70ージ参照）

通院後のフォローも重要

順調に通院することができれば、認知行動療法は6回程度で完了します。そこで治療は一段落します。しかしその後も定期的に通院して、再発予防のためのフォローを受けることも重要です。

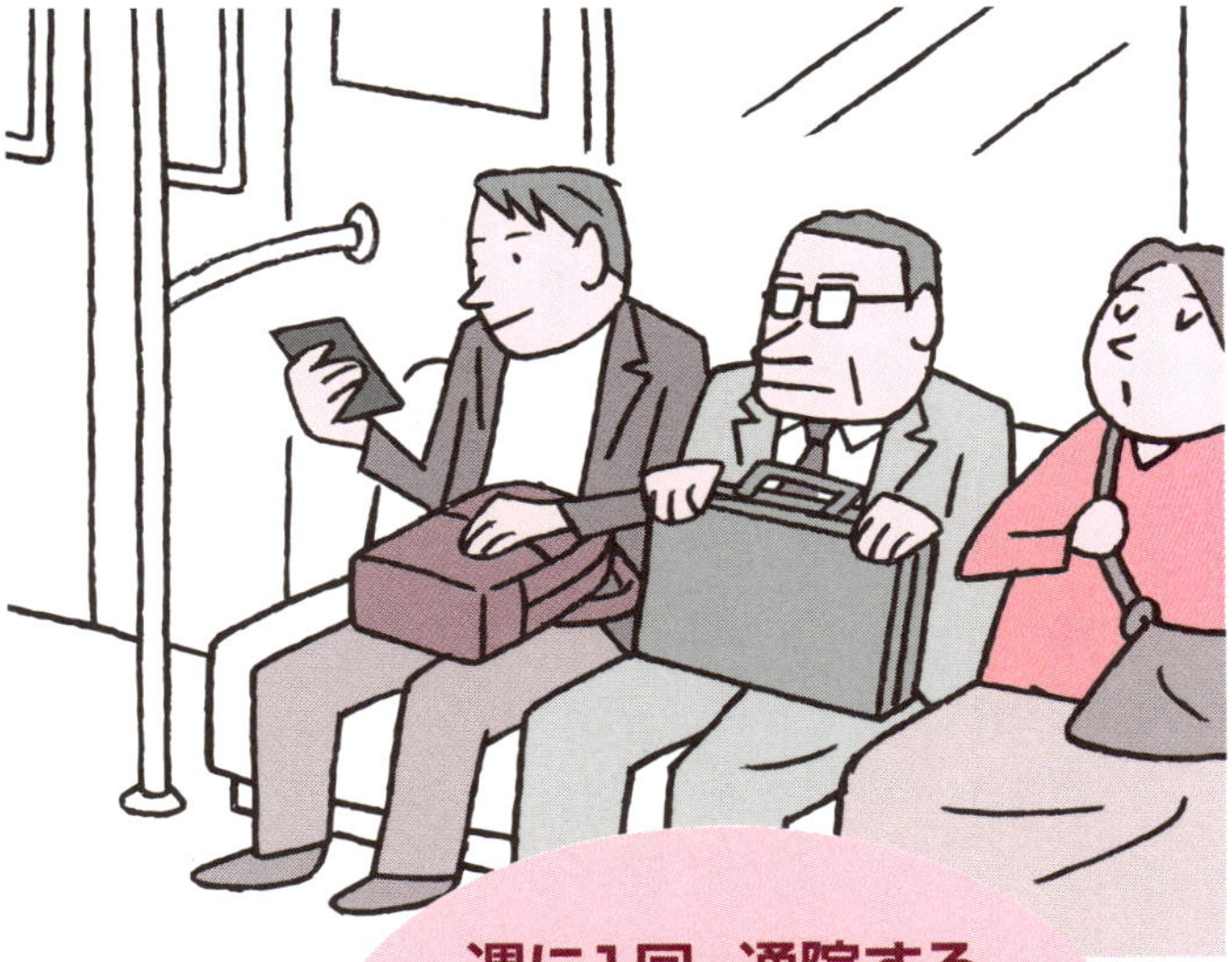

最初の診察から通算すると7〜8回は通院することに。通い やすい医療機関を選びたい

週に1回、通院する

治療の中心となる認知行動療法は、6回程度に分けておこなわれる。週に1回くらいのペースで、定期的に通い続ける

→

その後も定期的に通院する

認知行動療法の完了後も、定期的に通院してフォローを受ける。個人差があるが、2〜4週間に1回程度の通院になる場合が多い

週に一回のペースで治療を受けに行く

ギャンブル依存症の治療は、基本的には通院治療となります。

本人が医療機関に通って診察や治療を受け、そこで理解したことを日常生活にもとり入れて、ギャンブルをする習慣を、少しずつ改善していきます。

通院のペースは、週に一回程度です。週に一回、認知行動療法などの治療を受けます。

忙しければ日程を医師と相談する

理想的には、毎週通って治療を進めていきたいところです。しかし、働きながら治療を受けたい、同時に借金も返済していきたいという人もいます。

その場合には、日程について医師と相談しましょう。

借金を返済しながら、時間をつくって少しずつ通院し、治療プログラムを徐々に進めていくという方法もとれます。

治療の流れ ❷

重症の場合には二ヵ月の入院治療に

ギャンブル依存症の診断が出たあと、通院ではなく入院での治療をすすめられることがあります。通院では治しきれない場合です。

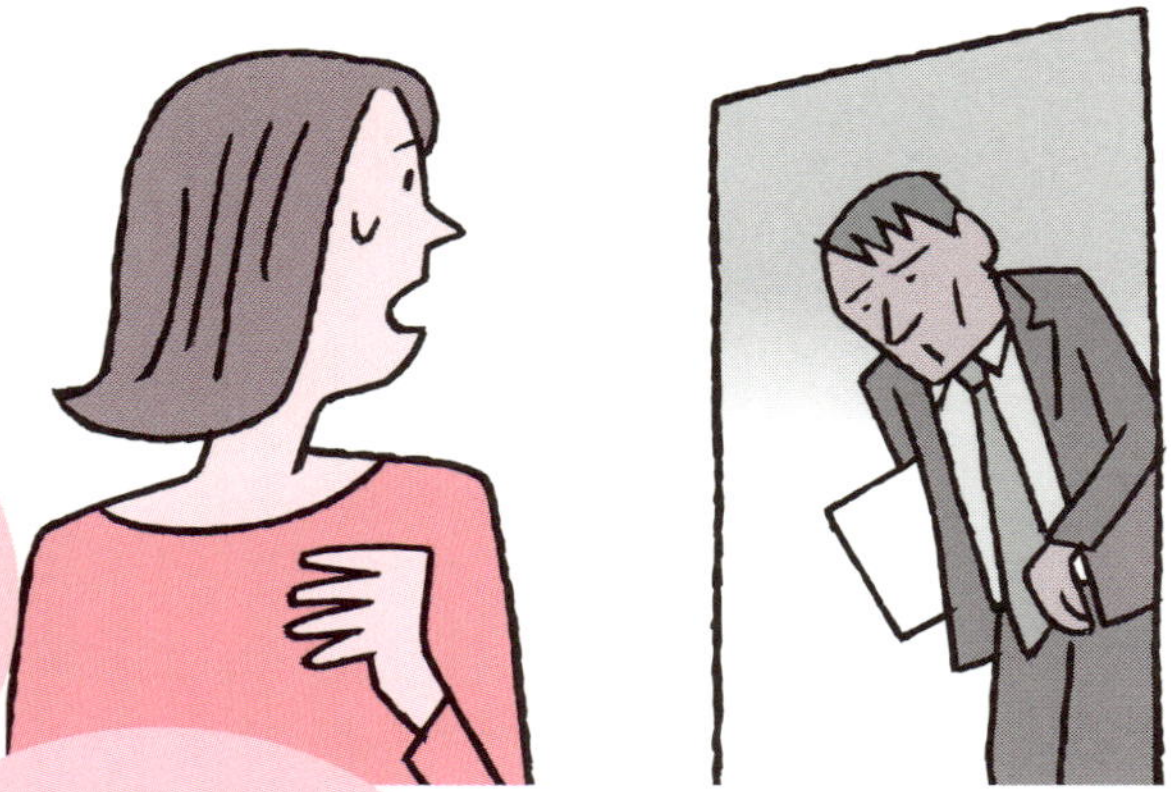

抑うつ症状が強く、自殺を予期させる言動がみられる場合には、入院治療を考える

通院治療が難しければ入院に

ギャンブル依存症は基本的に通院でも治せる病気ですが、重症の場合には入院治療を検討します。入院を検討する条件は以下の2つです。

通院ではやめられない

通院しても帰宅するとギャンブルをしてしまう場合や、医療機関が遠方で通院が難しい場合には入院を検討する

合併症がある

ギャンブル依存症以外にうつ病などの合併症があり、症状が重い場合にも入院治療に

一時的に入院して生活環境を変える

入院治療の目的は、本人が環境を変えて治療に集中し、「健康状態の回復」と「生活の立て直し」をめざすことです。

通常は、二ヵ月ほどの入院期間があれば目標を達成できます。それ以上長く入院していると、日常生活に復帰するのが遅れます。

そのため、ギャンブル依存症の治療では、基本的に長期入院とはなりません。入院は一時的なものとして、二ヵ月で退院し、その後は通院治療に切り替えます。

ただし、ほかの依存症などの合併症がある場合は、その状態によって、入院期間や治療法を調整することもあります。

入院して各種の治療を受ける

入院中は、さまざまな治療プログラムを受けます。各種の手法にとりくむことで、健康面・生活面の回復をめざします。

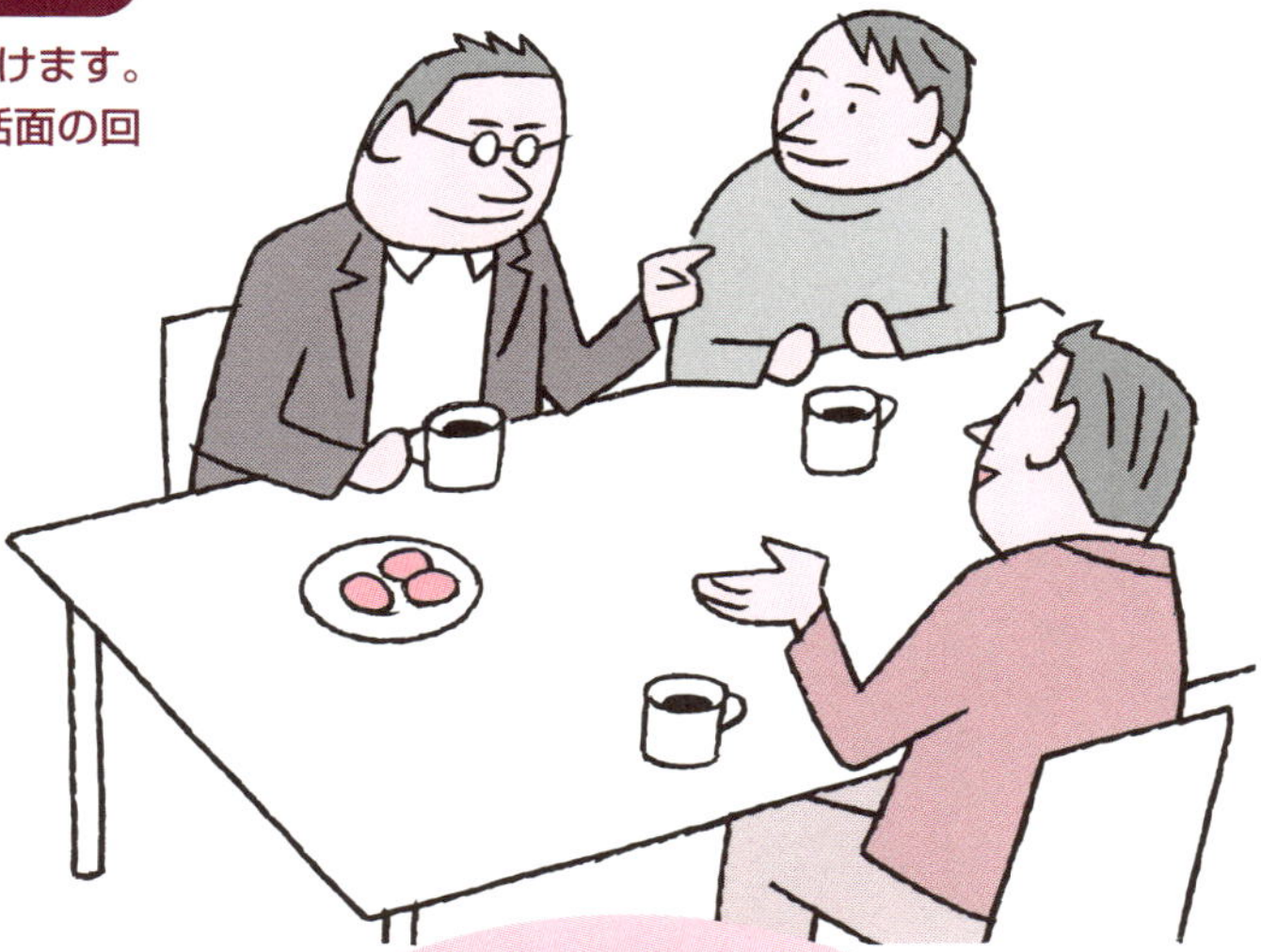

ほかの入院患者さんとの交流が心の支えになり、治療に前向きになれる場合もある

入院治療をスタート

ギャンブルができない環境で、心身の症状を軽減させていく。認知行動療法や薬物療法、生活を見直すための各種対策にとりくむ

通院でアフターケア

入院治療は2ヵ月で完了。その後は再発予防のため、通院でアフターケアを受ける。合併症の治療が続く場合もある

入院の主な治療法

認知行動療法
（66ページ参照）

薬物療法
（70ページ参照）

衝動をおさえるための**アンガーマネジメント**、生活習慣を整える**作業療法**、社会生活の改善につながる**SST**などを受ける

ニコチン依存やアルコール依存症が合併している場合には、その**勉強会**に参加。生活習慣の見直し方を学ぶ

状態が回復してきたら、**外出や外泊の訓練**をおこなう。また、入院中から**自助グループ**に参加し、交流できる場合もある

中心的な治療法

「認知行動療法」で行動を見直す

治療の中心は認知行動療法です。患者さんが医師や心理士、ほかの患者さんのたすけを得ながら、ギャンブルに関する考えや行動を見直していきます。

行動を振り返り、見直すことが治療に

ギャンブル依存症の人は、長い間ギャンブルにのめりこんできたため、脳機能が変化し、考えや行動にかたよりが生じています。

そのかたよりを修正し、元の習慣をとり戻すために、認知行動療法が役立ちます。認知（考え）と行動に働きかける方法で、主に医師や心理士、ほかの患者さんとの対話によって進めていきます。

患者さんは対話などを通じて、過去の出来事やそのときの考え、行動を分析します。そうして自分の考えや行動を見直し、少しずつ変えていきます。その過程で、脳機能のかたよりが少しずつ修正されるといわれています。

集団認知行動療法をする

ギャンブル依存症の治療には、集団での認知行動療法が用いられます。患者さん数名でグループをつくり、医師や心理士とともに、話し合いなどにとりくみます。

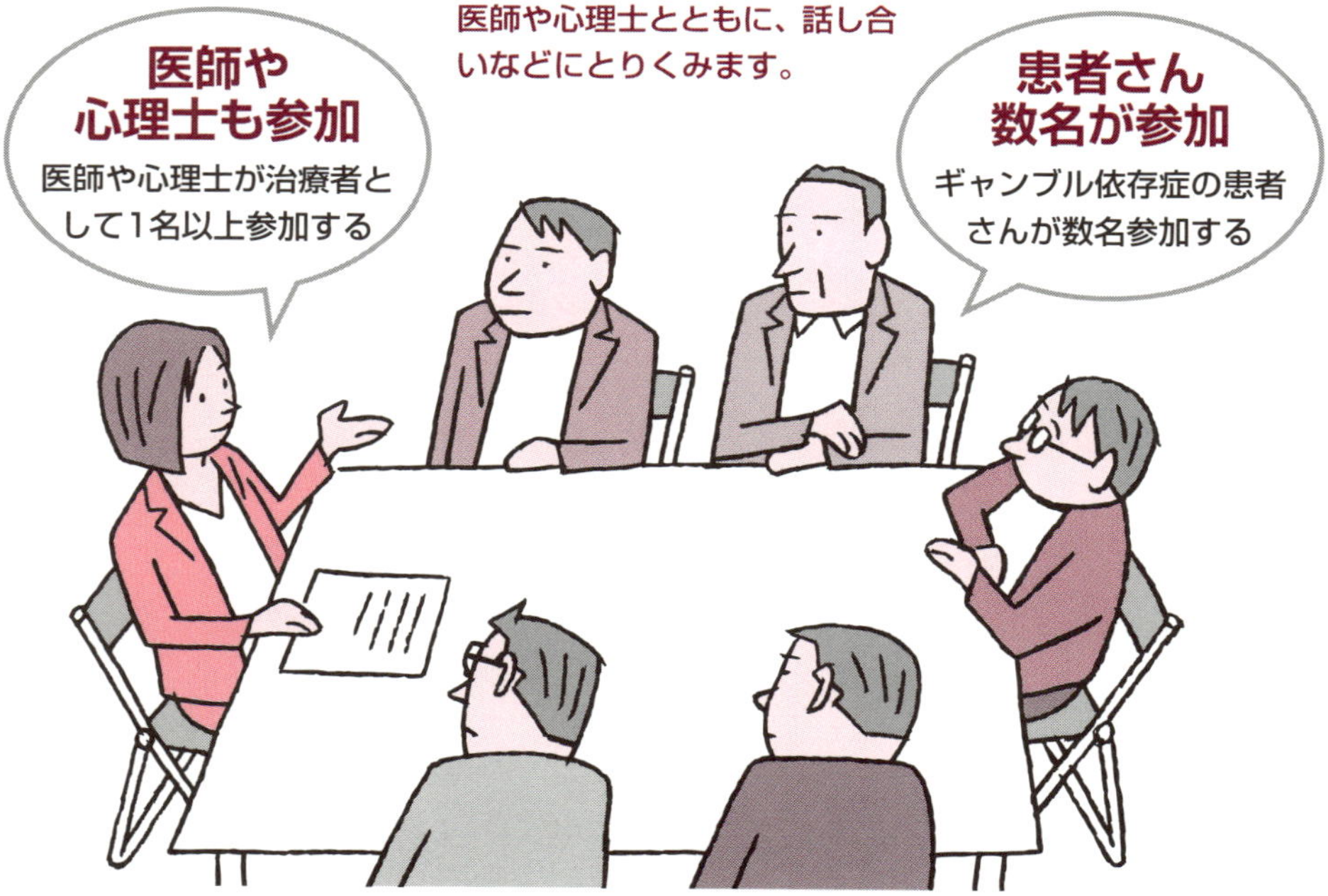
医師や心理士も参加
医師や心理士が治療者として1名以上参加する
患者さん数名が参加
ギャンブル依存症の患者さんが数名参加する

医師や心理士が司会進行役となり、患者さんに質問をしたり、対話をうながしたりする

60～90分の治療に数回参加する

認知行動療法の例を紹介します。久里浜医療センターでは、1回60～90分の治療プログラムを6回おこなっています。毎回テーマが提示され、最終回まで参加すると、考えや行動の見直しが完了するようになっています。

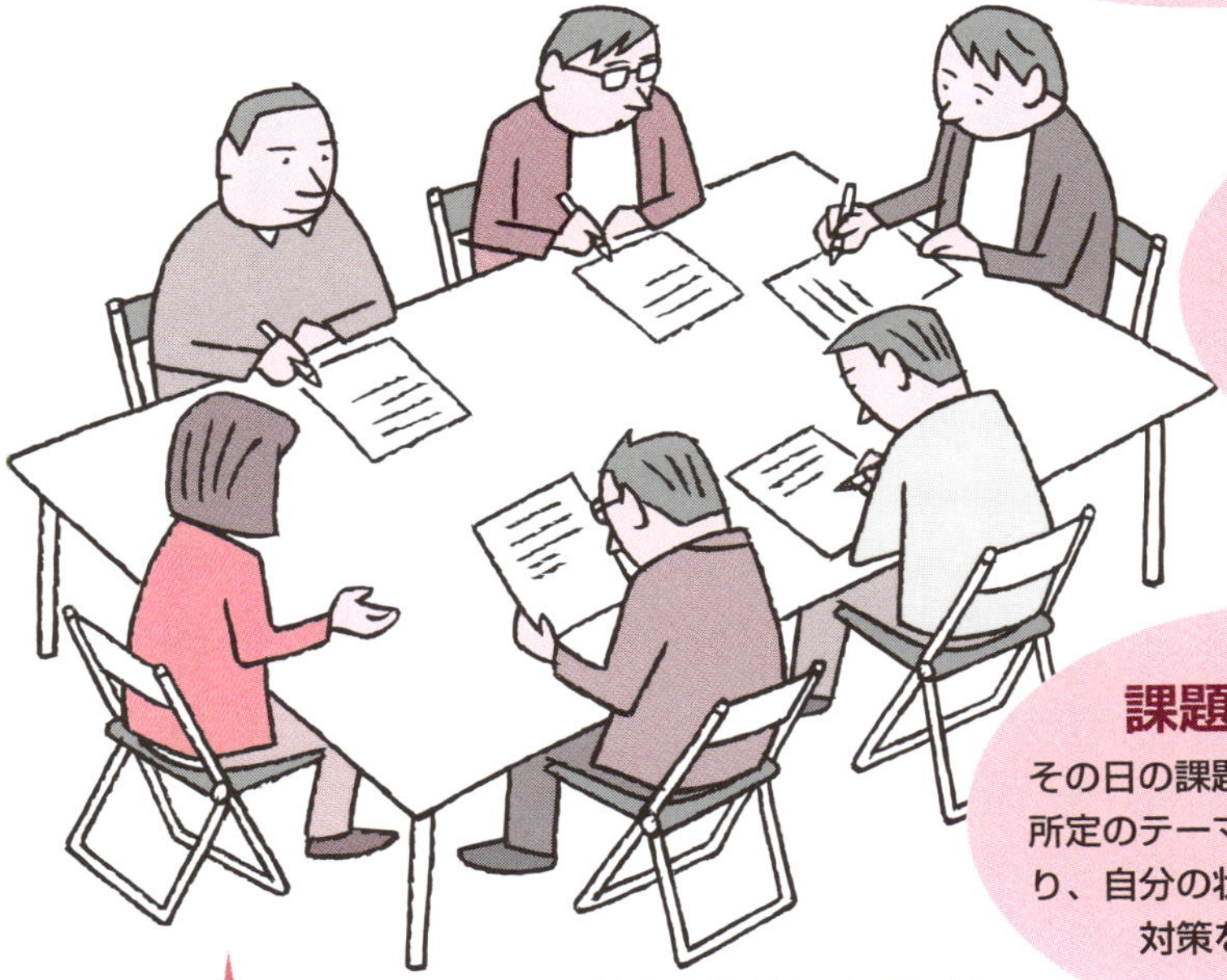

ギャンブルをするメリット・デメリットなど、その日のテーマについて、自分の考えを書き出すこともある

課題の例

- ●メリット・デメリットを考える
- ●認知・感情・行動を書き出す
- ●「思考ストップ法」をとり入れる

課題について、くわしくは68ページへ

治療の流れ

治療の基本的な説明

最初に医師や心理士が治療の概要や目的、ルールを説明。ルールは人の話を聞くこと、課題にとりくむこと、話を口外しないことなど

宿題の確認

2回目以降は、前回分の宿題を提出する。宿題の感想を述べ、ほかの参加者と話し合う

課題にとりくむ

その日の課題に全員でとりくむ。所定のテーマについて話し合ったり、自分の状況を振り返ったり、対策を考えたりする

まとめと宿題の提示

最後に参加者が気づいたことなどを話す。そして医師や心理士が話をまとめ、次回の宿題を提示する

認知行動療法の主な課題

認知行動療法では、考えと行動を見直すためにさまざまな課題が設定されます。ここでは久里浜医療センターで過去に用いられた課題を紹介します。

久里浜医療センターの過去の認知行動プログラムより

病気を学ぶ

患者さんがギャンブル依存症の診断基準を読み、自分が当てはまるかどうかを確認する。そのプロセスを通じて、病気のこと、自分が病気であることを学ぶ。

ギャンブルに使ったお金を計算

過去、ギャンブルに使ってきたお金や時間を具体的に算出する。そしてギャンブルをやめた場合に今後10年間でたまるはずの金額も計算。自分の行動を見直す。

ひと月あたりの金額［　　　　］円×12ヵ月

＋借金［　　　　］円＝［　　　　］円

メリット・デメリットを考える

過去1週間のギャンブル関連の行動を記録する。日時や場所、行動、使った金額、その後の問題などを書いておく。その記録をみながら、ギャンブルをやめた場合のメリット・デメリットを考え、比較する。

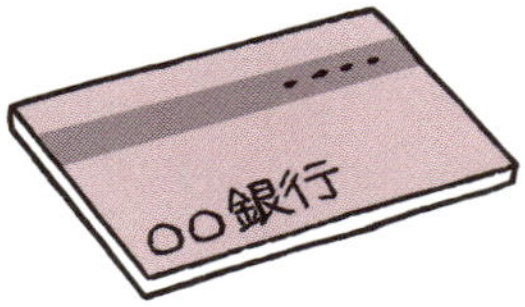
○○銀行

認知・感情・行動を書き出す

過去の経験から、ギャンブルの引き金となる出来事を考え、そのあとに続く認知と感情、行動を書き出す。そして別の考え方をしてみたらどうかと想像し、書いてみる。

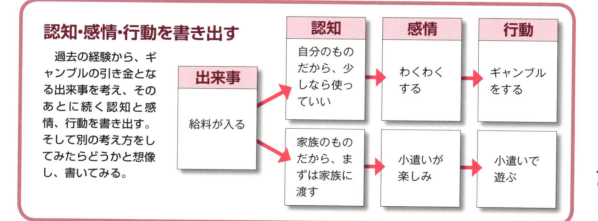

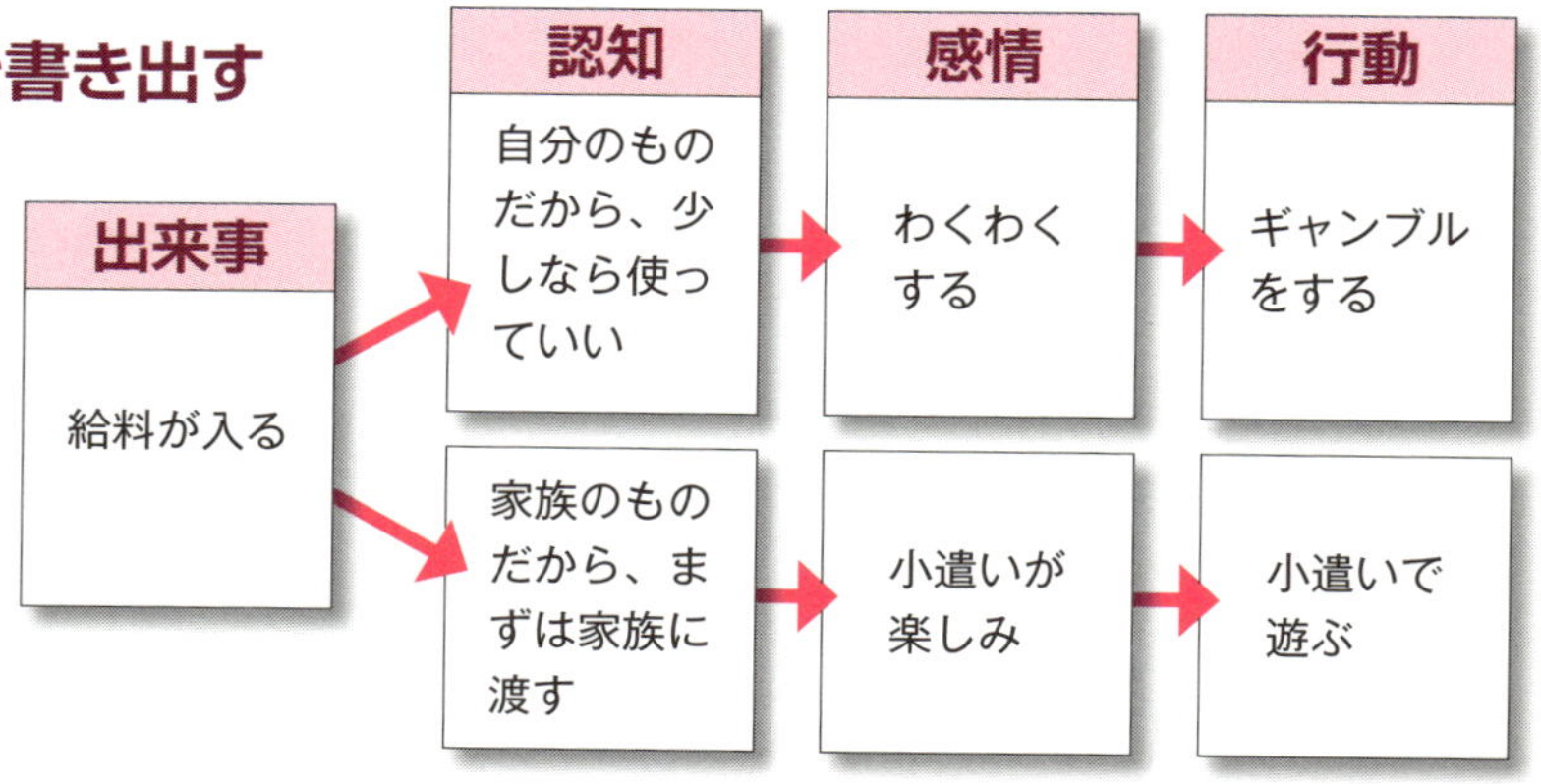
出来事
給料が入る
認知
自分のものだから、少しなら使っていい
感情
わくわくする
行動
ギャンブルをする
家族のものだから、まずは家族に渡す
小遣いが楽しみ
小遣いで遊ぶ

ギャンブルにつながる状況を知る

ギャンブルへの渇望の強さは、状況によって変わる。危険な状況のリストのなかから、自分がギャンブルをやりたくなる状況を選び出す。

●危険な状況の例……テレビCMをみた、スポーツ新聞をみた、お酒を飲んだ、ヒマになった、暑い･寒い、気分がよい、家族と口論をした、上司に叱責されたなど

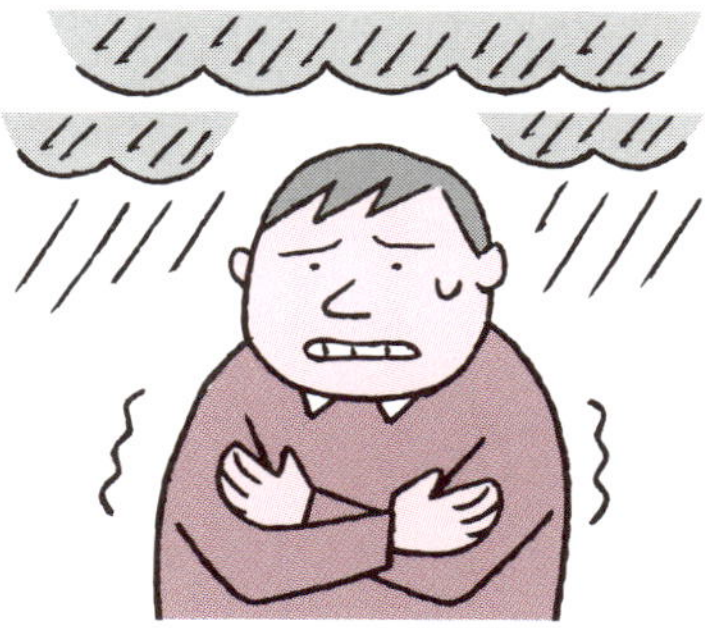

寒い日には居心地のよい場所にいたくなり、ギャンブル場に足が向かうという人もいる

危険な状況への対処法を学ぶ

気分転換の手段を探す

ギャンブル以外で気分転換になること、疲れをいやせることを探す。趣味や活動のリストのなかから、以前楽しんでいたことや今後楽しめそうなことを選び出す。

●趣味や活動の例……散歩、映画、音楽、運動、手芸、ドライブ、ボランティアなど

「思考ストップ法」をとり入れる

ギャンブルをしたい気持ちになったとき、その思考をストップする方法を学ぶ。特定の画像やカードをみる方法などがある。

●思考ストップ法の例……財布に子どもの写真や「○○禁止！」と書いたカードを入れ、危険なときにみるなど

考えのかたよりをチェック

考えがかたよっていると、不適切なギャンブルを繰り返しやすく、回復が遅れる。かたよりの例を参考にして、自分の考え方の傾向をつかみ、対策を考える。

●考え方のかたよりの例……なにごとも白か黒かで考える、ものごとを過大（または過小）評価するなど

リラクゼーションをとり入れる

ストレスがかかるとギャンブルをしたくなるというメカニズムを理解する。腹式呼吸法（片手を胸、片手をお腹にあて、お腹に力を入れて呼吸する）などのリラクゼーションを練習し、生活にとり入れる。

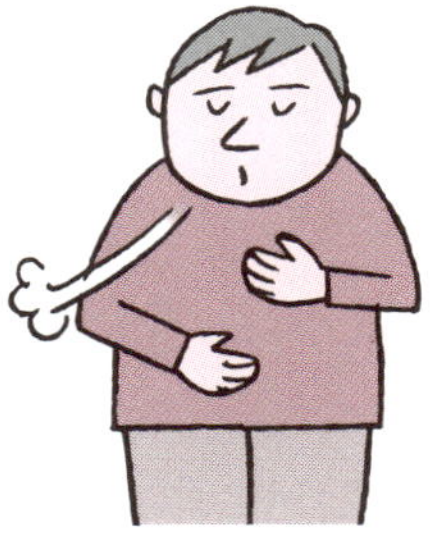

そのほかの治療法 ①

合併症に「薬物療法」をおこなう

ギャンブル依存症にほかの病気が合併している場合には、その合併症に対して薬物療法をおこなうことがあります。

症状を分けて考える

薬物療法は、主に合併症に対しておこなわれます。ギャンブル依存症による症状と、それ以外の症状に分けて考え、関連症状には、薬を使う場合があります。

ギャンブル依存症

ギャンブルへの渇望や、金銭感覚など考え方のかたより、嘘をつくことなどは、ギャンブル依存症の症状

心理的な背景

本人の心理的な背景から生じている症状。精神的な不調や、自殺願望、衝動性の強さなど

うつ病などの合併症

合併症によって引き起こされている症状。気分の落ちこみや強い不安、アルコールやタバコへの渇望など

ギャンブル依存症と、関連症状を分けて考える

抑うつ症状などを薬を使って軽減する

ギャンブルへの渇望など、ギャンブル依存症そのものの症状を軽減させる治療薬は、残念ながらまだ開発されていません。

そのため、ギャンブル依存症の治療では、基本的には薬物療法はおこなわれません。

しかし、患者さんにほかの心の病気がある場合や、精神的な不調がみられる場合には、それらの関連症状に対して薬物療法をおこなうことがあります。

薬を使って抑うつ症状などの精神症状を軽減することで、患者さんの生活が安定します。結果として、ギャンブル依存症そのものの治療にも好影響が出ます。

合併症や精神的な不調に薬を使う

ギャンブル依存症には治療薬がありません。薬は合併症や精神的な不調に用いられます。そうした関連症状を軽減させることで、ギャンブル依存症の治療が進みやすくなります。

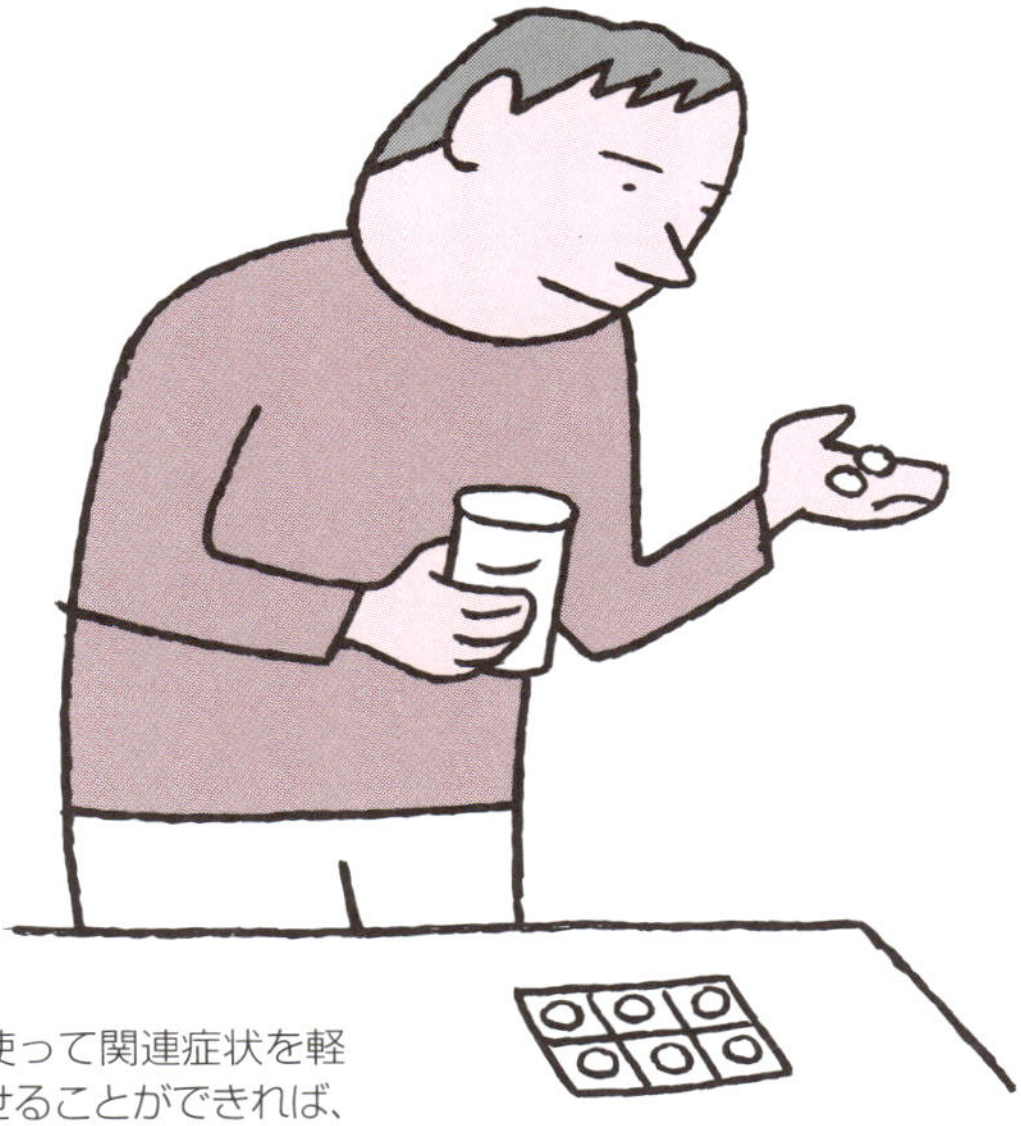

薬を使って関連症状を軽減させることができれば、ギャンブル依存症の治療に集中しやすくなる

効果の検証中

ギャンブル依存症の症状そのものを軽減する治療薬はない。抗うつ薬やオピオイド拮抗薬などの有効性が検証されているが、まだ研究段階。今後に期待がかかる。

薬で症状を軽減できる

抑うつ症状などの精神症状が強く、自殺の危険性が高い場合などには、症状を軽減させるために薬を使う場合がある。

治療薬を使う

うつ病や不安症、ギャンブル以外の依存症など、合併症がある場合には、その病気の治療薬を使って症状の軽減をはかる。

治療薬を原因とするギャンブル依存症がある？

ギャンブル依存症の発症には、脳内のドパミンやセロトニン、オピオイドといった神経伝達物質が関わっているとされています。

その関連で、パーキンソン病の治療薬を使っていると、ギャンブル依存症にかかりやすくなってしまうという現象が確認されています。

パーキンソン病は脳の病気で、脳内のドパミンが減少し、体の障害が現れるというものです。ドパミンを補う薬などを使って治療するのですが、その影響でギャンブル依存症を発症しやすくなる場合があります。

医療機関ではギャンブル依存症の人の診察時に、持病や服用薬を確認しています。

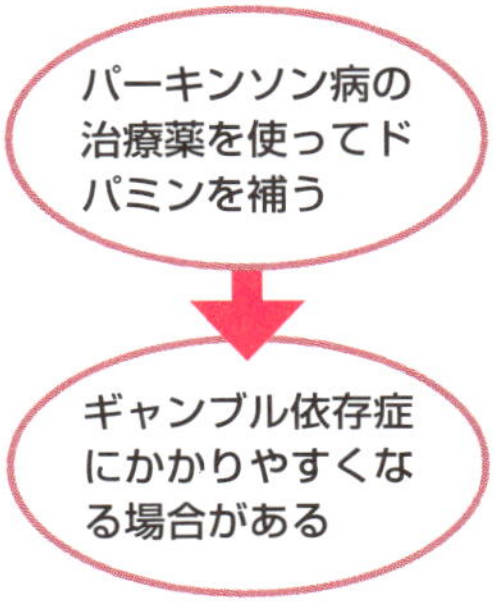
パーキンソン病の治療薬を使ってドパミンを補う
ギャンブル依存症にかかりやすくなる場合がある

そのほかの治療法 ❷

治療経過を確認する「手紙療法」

手紙療法という、再発予防のための治療法があります。治療後の患者さんに医療機関が手紙を出して、治療経過を確認するという方法です。

治療中は落ち着いている

ギャンブル依存症の治療中や治療直後は、状態が比較的落ち着いています。本人にも家族にも、ギャンブルをやめようという意欲があります。

治療を受けた直後は、ギャンブルをしないで、安定的に生活できる

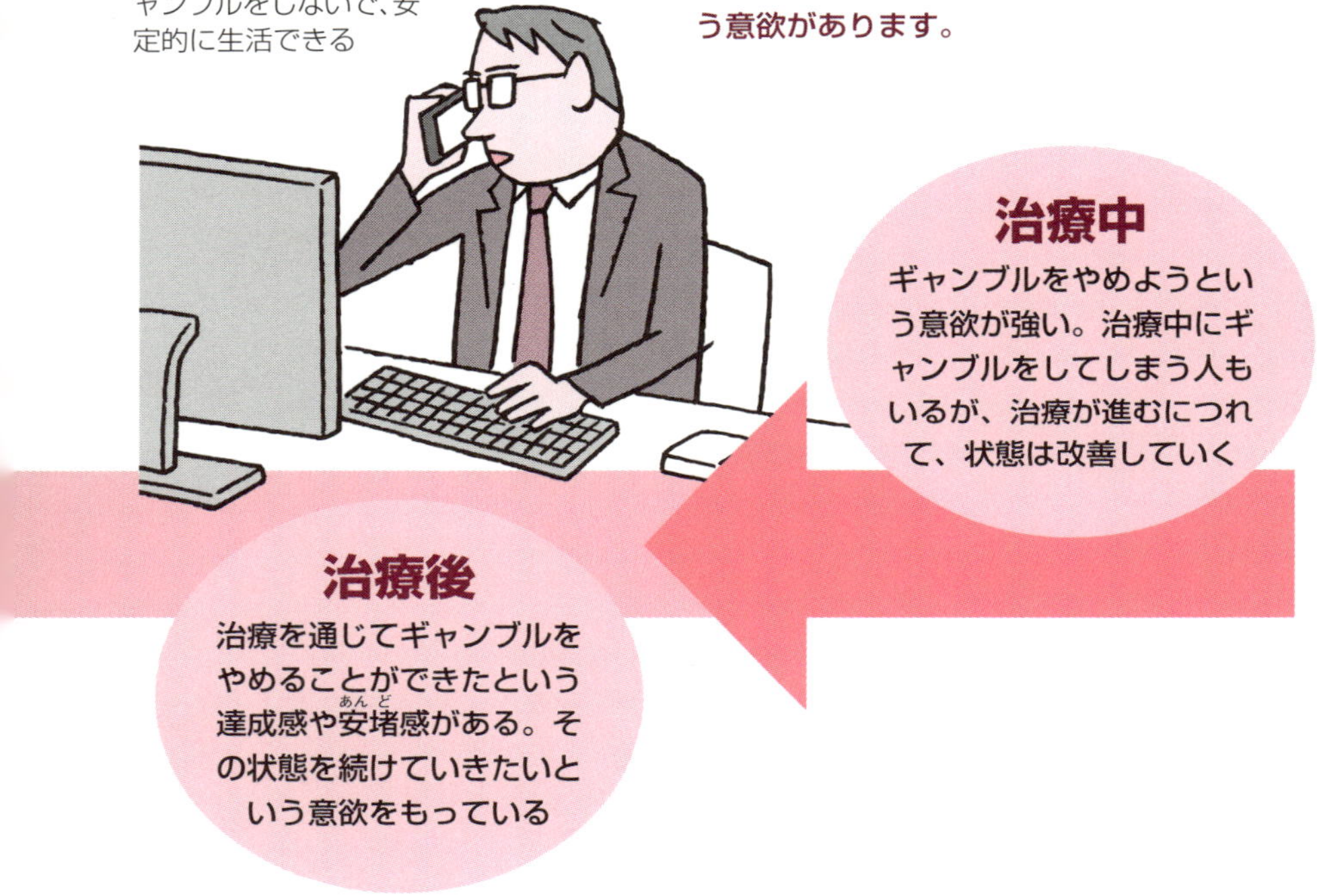
治療中
ギャンブルをやめようという意欲が強い。治療中にギャンブルをしてしまう人もいるが、治療が進むにつれて、状態は改善していく
治療後
治療を通じてギャンブルをやめることができたという達成感や安《あん》堵《ど》感がある。その状態を続けていきたいという意欲をもっている

気を抜きやすい時期に医療機関から手紙が届く

治療が順調に進めば、ギャンブル依存症から抜け出すことができます。しかし、それはゴールではありません。そのあとに長く続く人生で、ギャンブルをしないという状態を維持していくことが、この病気の治療のゴールです。

そうした治療後の生活を支えるための治療法が、手紙療法です。治療からしばらくたって、患者さんや家族が気を抜きやすくなった時期に、医療機関が患者さんへ経過をたずねる手紙を送ります。

患者さんは手紙をみて、病気のこわさや治療の重要性を思い返します。そして気を引き締め、生活習慣を再確認するわけです。

治療の数ヵ月後に手紙が届く

治療からしばらく月日がたつと、本人にも家族にも、どうしても油断が生じます。その頃に手紙を使って治療経過を確認するのが、手紙療法です。久里浜医療センターでは治療の6ヵ月後と12ヵ月後に手紙療法を実施することがあります。

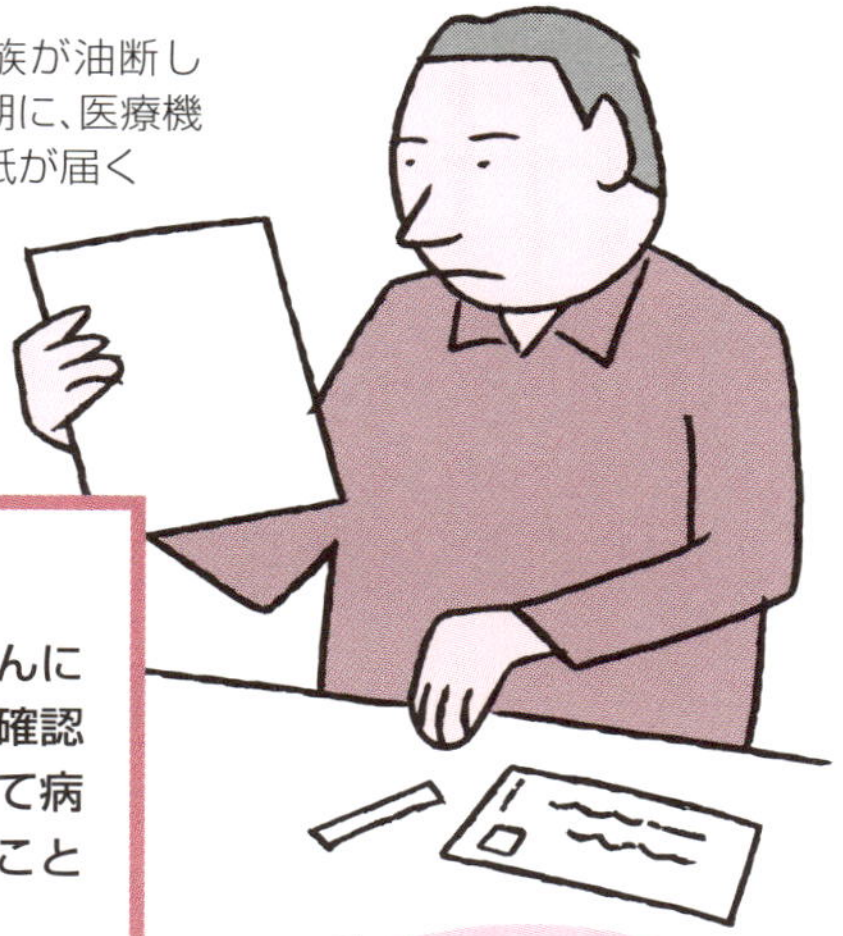

本人や家族が油断しやすい時期に、医療機関から手紙が届く

手紙療法

医療機関が治療後の患者さんに手紙を出し、その後の経過を確認するという方法。手紙を通じて病気や治療を振り返ってもらうことが、再発予防につながる。

治療の6ヵ月後

「もう大丈夫」と感じる頃に、本人が「少しくらいなら」と考えてギャンブルをすることがある。家族にもその頃には油断が生じやすい

経過観察

手紙を通じて治療経過を確認し、とくに問題がなければ、そのまま経過観察となる。その6ヵ月後に再度、手紙が届く

本人が手紙に返信し、医師や医療スタッフと連絡をとる。状態がよければそのまま経過観察に。またギャンブルをしている場合には、再度受診する

再び受診

またギャンブルに手を出すようになっていたら、借金などの問題がまだ起きていなくても、受診を検討する

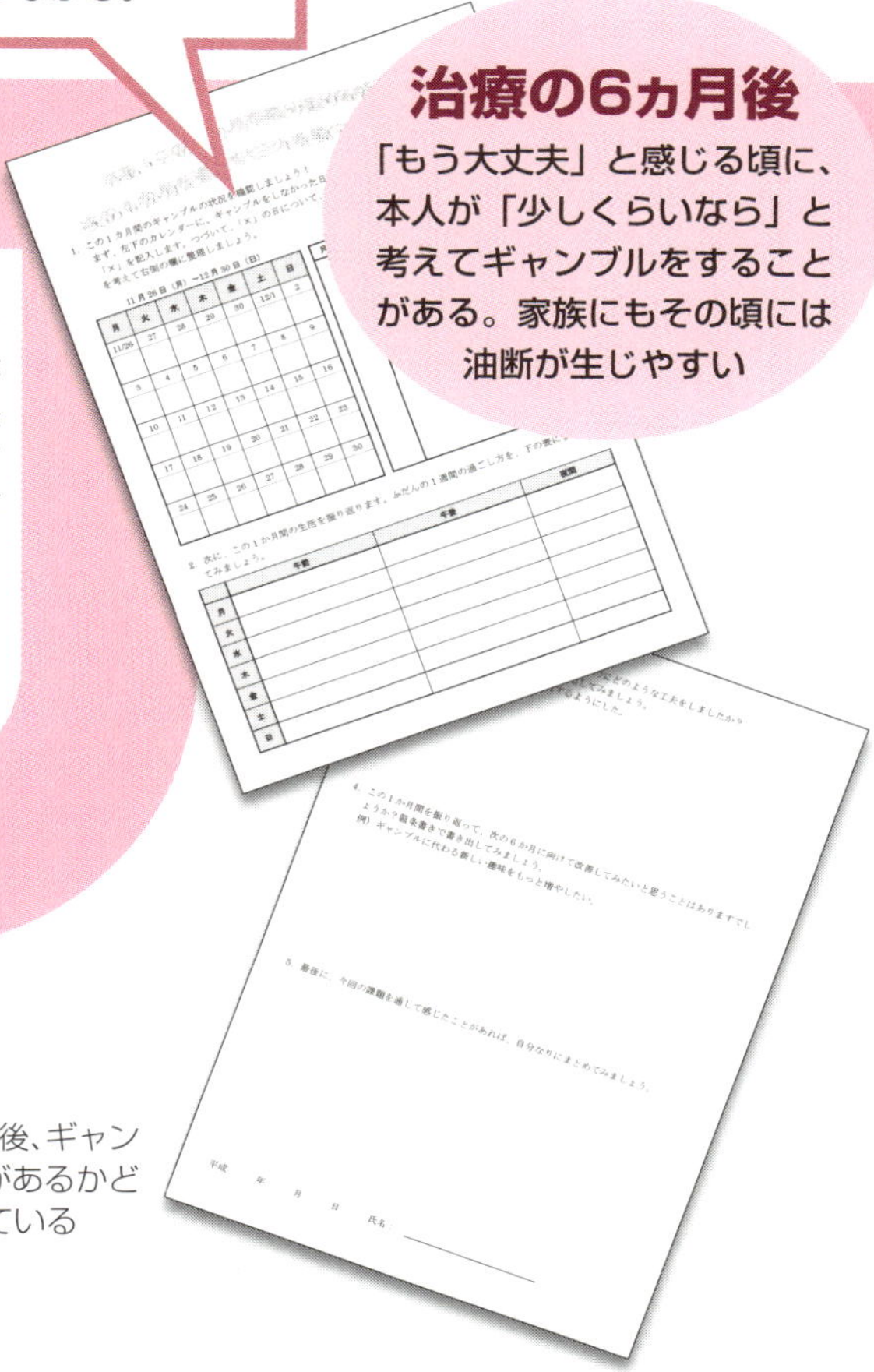

手紙の例。その後、ギャンブルをした日があるかどうかを質問している

COLUMN

平均年齢は約40歳だが患者層は幅広い

10代でギャンブルをはじめ、40歳前後で医療機関へ

久里浜医療センターでの患者調査では、ギャンブル依存症で治療を受けた人の平均年齢は約40歳でした。疫学調査では、ギャンブル依存症が疑われる人の平均年齢が約47歳となっています。この病気には40代の患者さんが多いとみてよいでしょう。

また、患者調査では、ギャンブルをはじめた年齢が約20歳、それが問題化した時期が約27歳の頃という結果も出ています。

全国調査

全国各地でおこなわれた疫学調査では、過去1年以内にギャンブル依存症にかかった疑いのある人の平均年齢は以下の通りだった。

平均46.5歳

27歳頃に問題が現れてから40歳頃に受診するまで、10年以上の開きがあります。この間に早く受診することができれば、早期治療につながります。このような幅広い患者層を意識し、情報提供していくことが重要だと考えられます。

患者調査

2013年6月～2017年4月に久里浜医療センターでギャンブル依存症と診断され、認知行動療法を受けた患者さんの平均年齢は約40歳だった。

ギャンブルをはじめた年齢
平均19.5歳

問題になってきた年齢
平均27.4歳

医療機関を受診した年齢
平均39.3歳

「国内のギャンブル等依存に関する疫学調査」「ギャンブル障害の治療および予後に関する研究　久里浜医療センターの取り組みから」より

4

家族と本人が生活面でできること

ギャンブル依存症から抜け出すためには、
治療を受けてギャンブルをやめることとあわせて、
日々のストレス対策や借金の返済といった、
生活面の問題にも対処する必要があります。
家族と本人でよく話し合い、暮らし方を見直していきましょう。

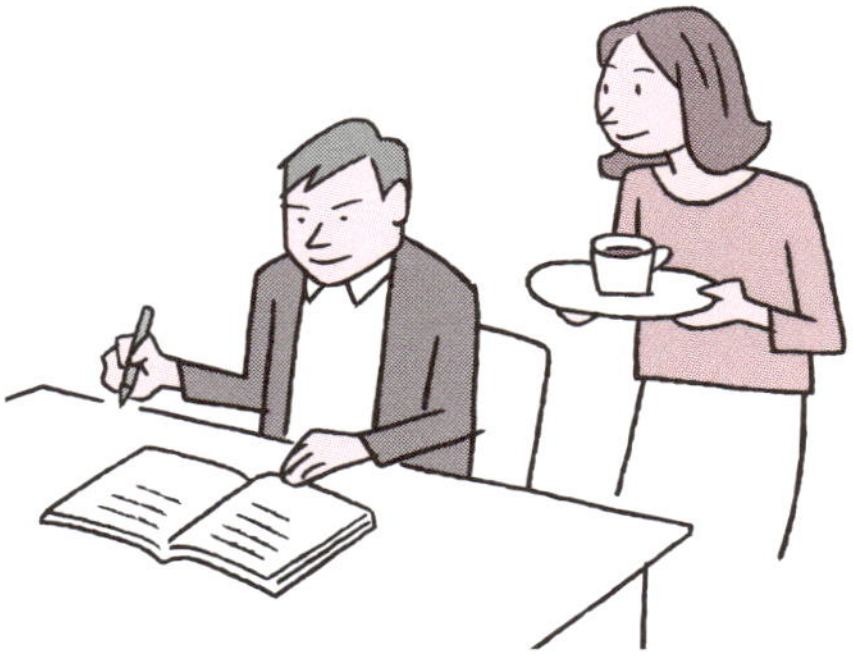

生活面の基本 ❶

借金などの問題を、専門家に相談する

治療を受け、ギャンブルをやめることができても、借金など生活面の問題は残ります。専門家に相談しながら問題を解消していき、生活を立て直しましょう。

家族と本人ができること

ギャンブル依存症は、治療を受ければすっきり治る病気ではありません。治療中もそのあとも、本人が病気と向き合い、生き方を見直していく必要があります。家族はその歩みを支えましょう。

本人ができること

- 医療機関や自助グループに通い続ける
- 生き方を見直し、ギャンブルから離れる

（92〜95ページ参照）

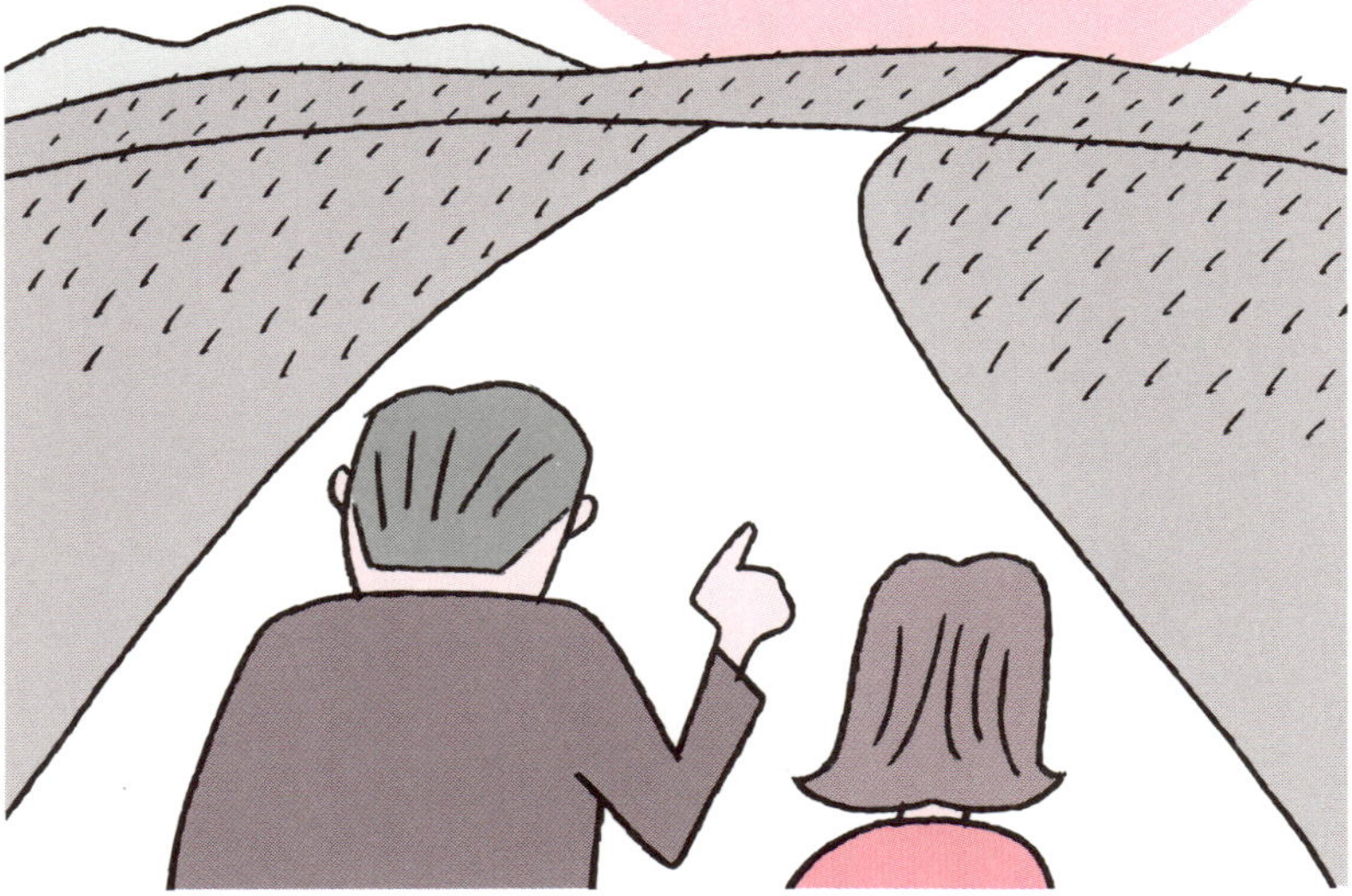

治療によってギャンブルをやめることができたら、その状態を維持できるように、本人と家族で支え合い、一歩一歩進んでいく

家族ができること

- ギャンブル依存症のことを学ぶ
- 本人との話し方や暮らし方を考える
- 借金を明らかにして、対処する
- 自分自身の生活も大切にする

（82〜91ページ参照）

相談や受診をはじめるためには、まず家族が主体的に動くことが大切。しかし治療がはじまれば、そこからは本人が主役。家族はサポートにまわる。

ギャンブルしにくい環境を整えていく

治療が順調に進めば、ギャンブルをやめることができます。しかし、そこで元の生活に戻ると、ふとしたきっかけで本人がギャンブルに手を出し、依存症が再発してしまう場合があります。

ギャンブルをやめた状態をキープするためには、本人と家族が生活を見直し、ギャンブルしにくい環境を整えることが重要です。

自分たちだけで背負いこまないように

しかし、生活を見直していくうえでは、借金の問題など、本人と家族だけでは対処しきれないことも出てきます。

問題を自分たちだけで抱えこまなくてすむように、第三者にも相談し、協力してもらいましょう。医療機関や自助グループ、法律相談窓口が頼りになります。専門家などに相談しながら、生活を整えていってください。

問題を第三者に相談する

生き方を見直していくうえでは、借金の問題など、本人と家族だけでは対処の難しいことも出てきます。生活面の問題を第三者に相談し、協力を求めましょう。

症状が再発してしまった場合や、診察・治療をもう一度受けたい場合

↓

医療機関へ

再発予防や、再発してしまった場合の治療については、医療機関へ。治療がすでに完了していても、状態がよくなければ、躊躇《ちゅうちょ》せずに受診したほうがよい。

ギャンブルをやめたあとの暮らし方や注意点などを学んでいきたい場合

↓

自助グループへ

ギャンブル依存症の本人や家族が自助グループをつくり、会合を開いている。近隣のグループに参加することで、同じ病気に悩む人の生活や気持ちを知る機会ができる。（78ページ参照）

借金の問題がある場合や、発症中に違法行為をしてしまった場合

↓

法律相談へ

弁護士や司法書士など法律の専門家に相談する。相談先がみつからない場合は、自治体や弁護士会、法テラス（日本司法支援センター）などの法律相談窓口を利用する。（88ページ参照）

生活面の基本 ❷

自助グループなどに参加して、支えを得る

医師や法律の専門家に相談することとあわせて、自助グループなどで同じ境遇の人に出会い、交流することも、治療生活の大きな支えとなります。

本人も家族も孤立しないように

ギャンブル依存症に苦しむ本人や家族は、知人など周囲の理解を得られず、孤立しがちです。

医師や法律の専門家などに相談することも重要ですが、同じ立場の仲間と交流し、「自分はひとりじゃない」という感覚を得ることも同じように重要です。

医療機関でも患者さんどうしのミーティングや家族会が開かれることがありますが、そうした機会が少ない場合には、自助グループへの参加を検討しましょう。

また、回復施設に通所・入所して、状態の回復をめざしたり、仲間を得たりするというのも、ひとつの方法です。

仲間の存在が支えになる

自助グループや回復施設では、ギャンブル関連の問題に悩む人やその家族と出会うことができます。同じ境遇の仲間ができると、その存在が力強い支えとなります。

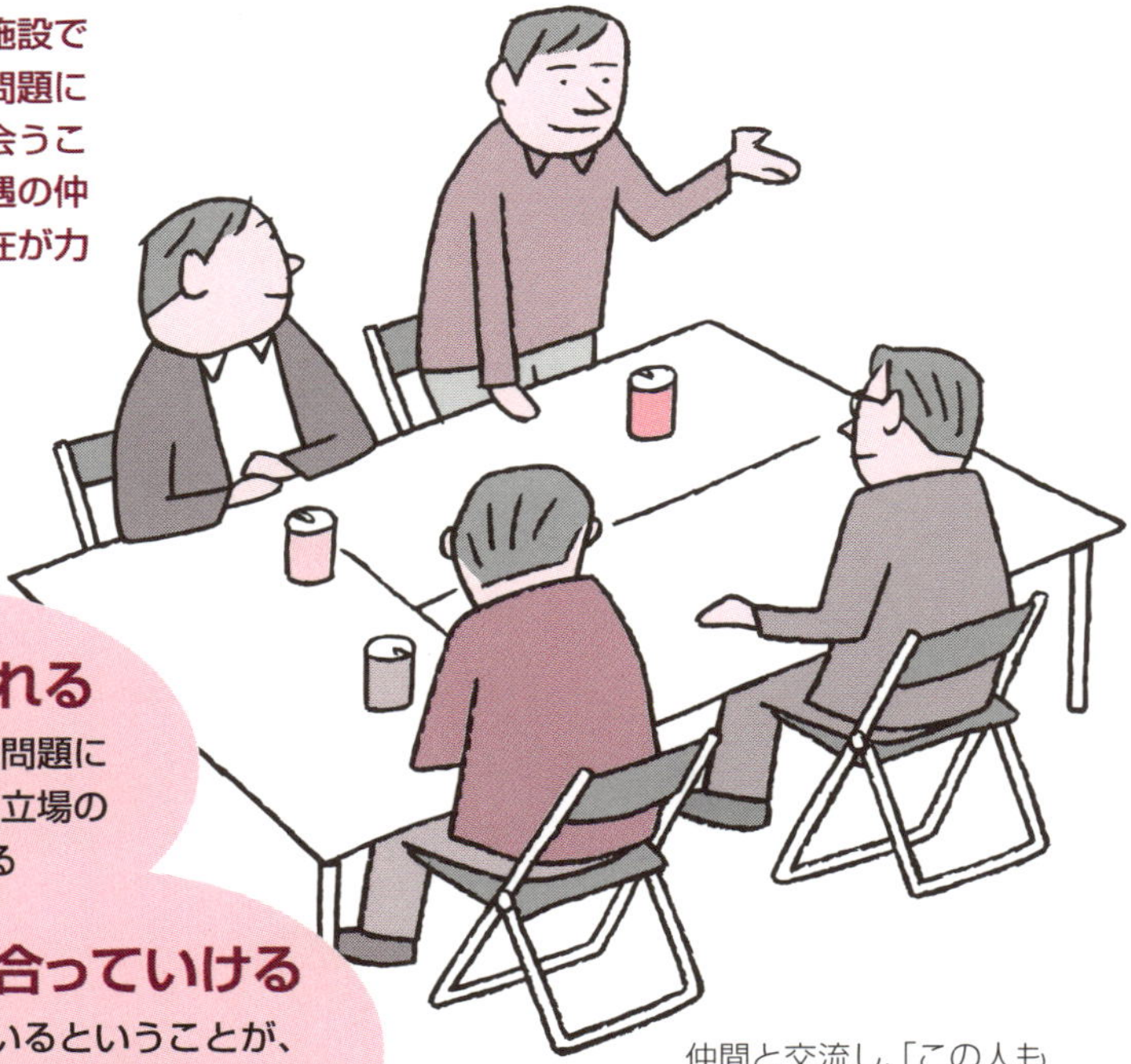

仲間が得られる

ギャンブル関連の問題に悩み苦しむ、同じ立場の仲間ができる

支え合っていける

仲間がいるということが、支えになる。お互いに支え合っていける

仲間と交流し、「この人も悩んでいる」「あの人もがんばっている」と感じることが、心の支えになる

自助グループや民間施設の探し方

全国各地に自助グループや回復施設があります。全国組織や関連機関に問い合わせ、近隣のグループや施設を探して、参加を検討しましょう。

自助グループ

ギャンブル依存症の代表的な自助グループに、本人が集まる「GA」と家族や友人が集まる「ギャマノン」がある。どちらも全国組織があり、問い合わせを受けつけている。

GA（ギャンブラーズ・アノニマス）

ギャンブルの問題や、ギャンブルをやめられないことに苦しむ「強迫的ギャンブラー」の自助グループ。全国各地でミーティングを実施している。自分を強迫的ギャンブラーと感じている人は匿名・無料で参加できる。参加者は経験や力、希望を分かち合い、再びギャンブルをしないために、仲間とともに考え方を変えていく。

メール：gajapan@rj9.so-net.ne.jp
ホームページ：http://www.gajapan.jp/

GAM-ANON（ギャマノン）

ギャンブル依存症やギャンブル関連の問題に悩む家族や友人の自助グループ。全国各地でミーティングを実施している。家族や友人は匿名・無料で参加できる。参加者はミーティングで悩みや苦しみを分かち合い、勇気や元気を得ている。医師やカウンセラーなどの専門家は参加していない。ホームページでミーティングの日時や場所を公開している。

電話：03-6659-4879
（毎週月・木10時〜12時）
メール：info@gam-anon.jp
ホームページ：http://www.gam-anon.jp/

回復施設

ギャンブル依存症の人が通所・入所し、依存症からの回復をめざす施設。民間団体による運営が多い。自治体や医療機関などの関連機関に問い合わせを。

インターネットで探す

自治体などに問い合わせるほかに、久里浜医療センターのホームページ（55ページ参照）で依存症全般の回復施設を探すこともできる。ギャンブル依存症への対応の有無も確認できる。そのほか、詳細は各施設に確認を。

ケース例

Cさん

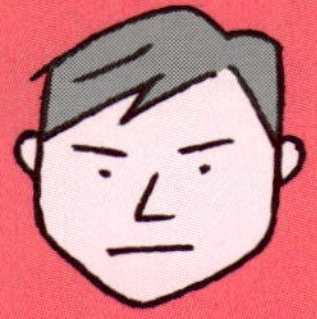

本格的な治療を受け、債務を整理して再出発

Cさんのギャンブル歴

家族に借金を告白し、医療機関を受診

　Cさんは競馬にはまって借金を積み重ね、やがて首が回らなくなりました。借金の総額は600万円。勤務先にも取り立てがあり、職場でも問題に。自殺も考えましたが、ある日、家族を集めてすべてを告白。家族のすすめで専門医療機関を受診しました。

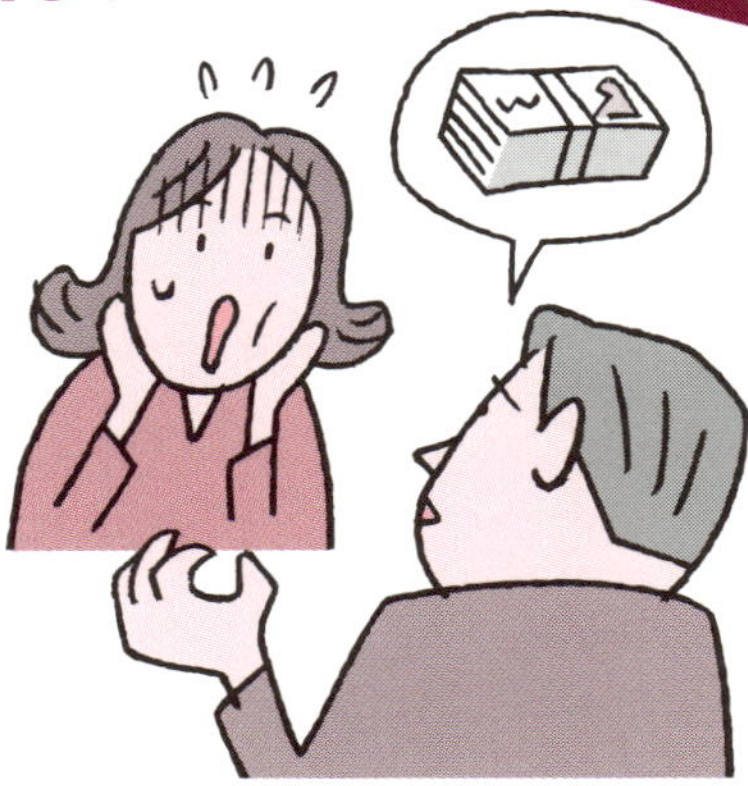

親の遺産も使いきってしまっていた。家族は話を聞いて顔面蒼白に

1 Cさんは多くの問題を引き起こしてもなお、自分が病気だと感じていませんでした。しかし家族の意見には従い、医療機関へ。そこでギャンブル依存症と診断されました。

医師や医療スタッフの丁寧な説明を聞いて、本人もようやく自分の病状を理解しはじめた

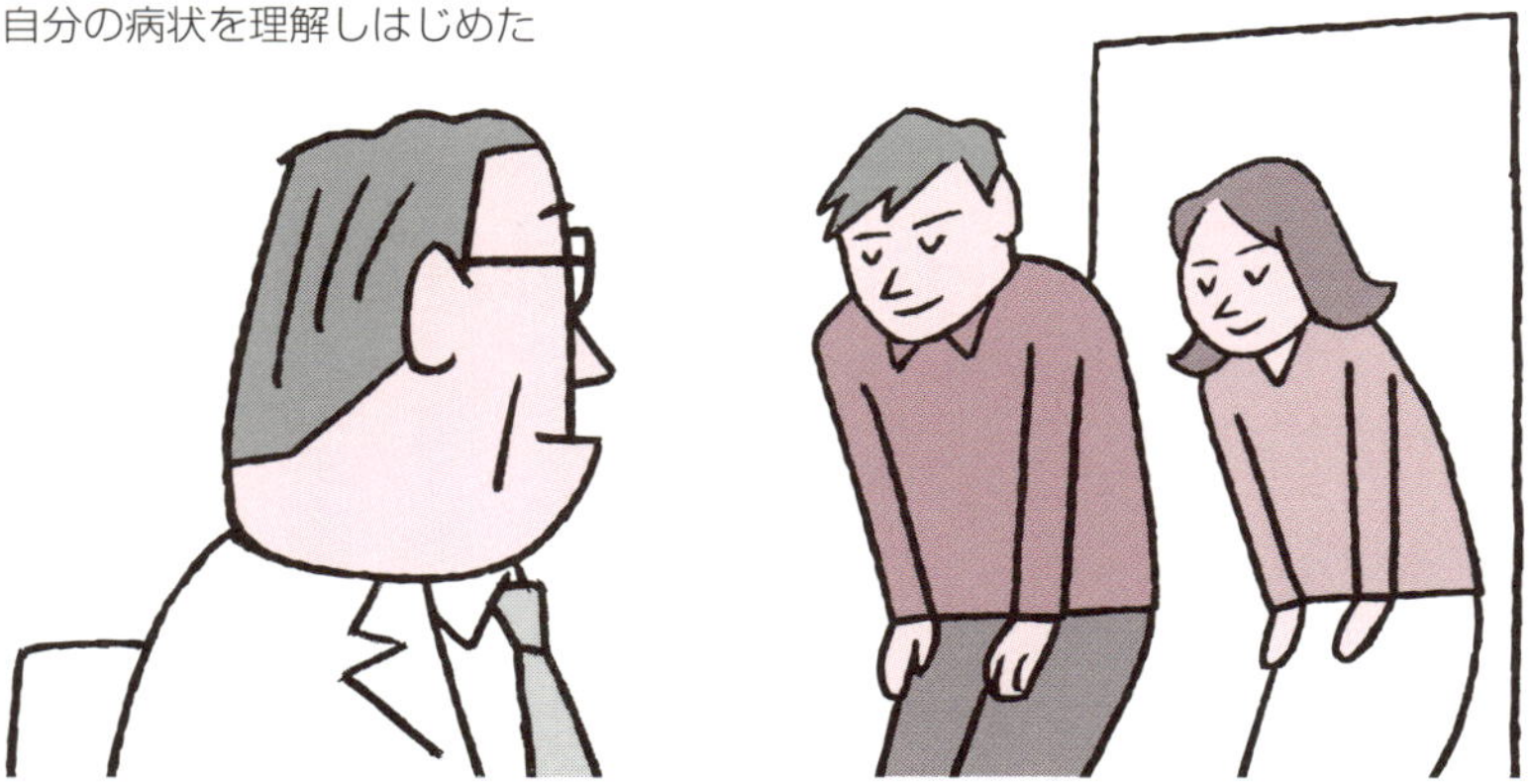

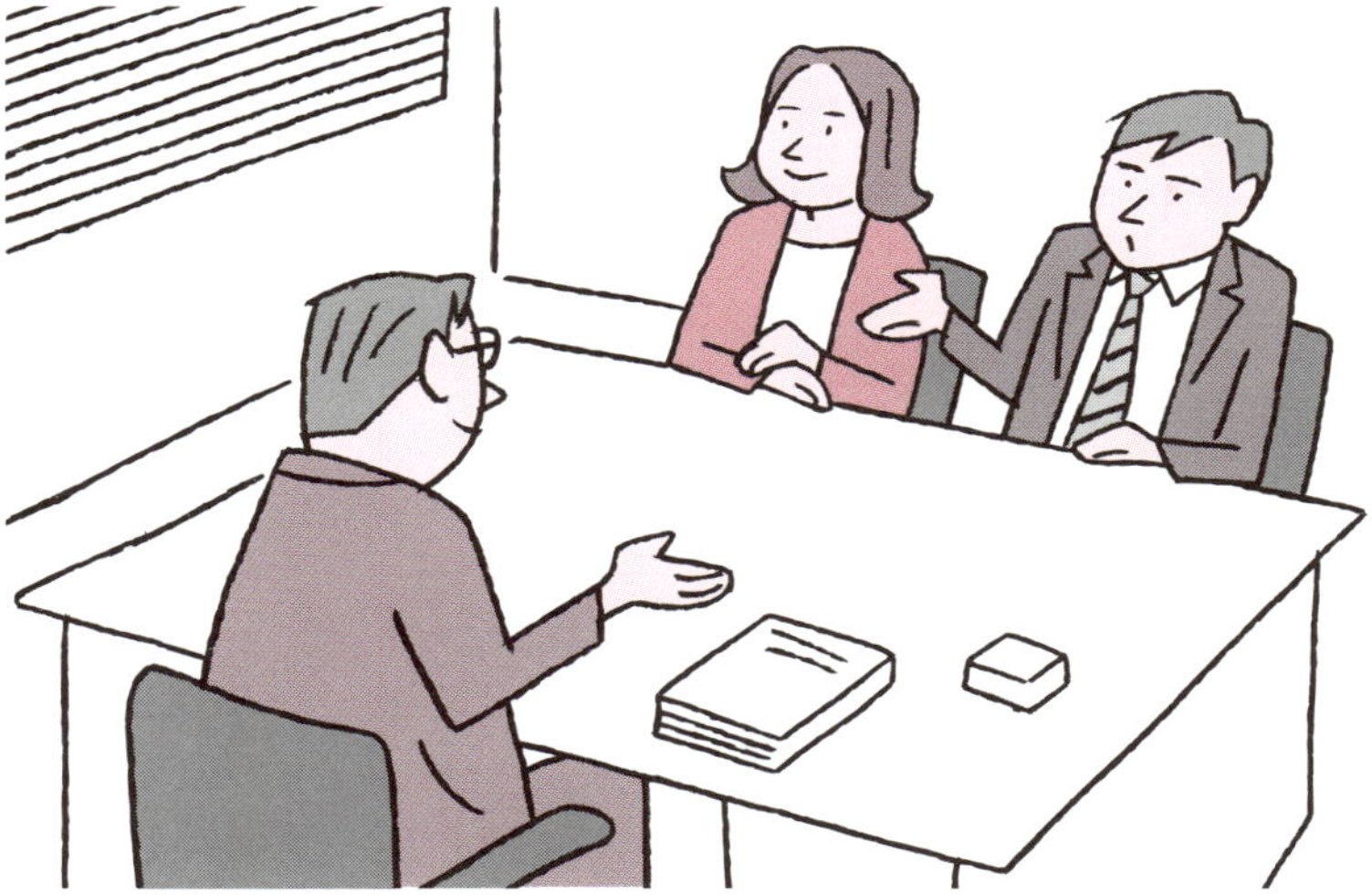

2 病気については、通院治療できそうな見通しが立ちました。次は仕事や借金の問題です。600万円を返済できる状況ではないため、弁護士に相談しました。

債務整理の方法や、金融機関への連絡、職場への説明の仕方などを弁護士と相談した

3 弁護士のたすけを得て、債務を整理し、返済計画を立てました。職場にも状況を説明し、働きながら治療と返済を続けていくことに。回復への道筋はひとまず整いました。

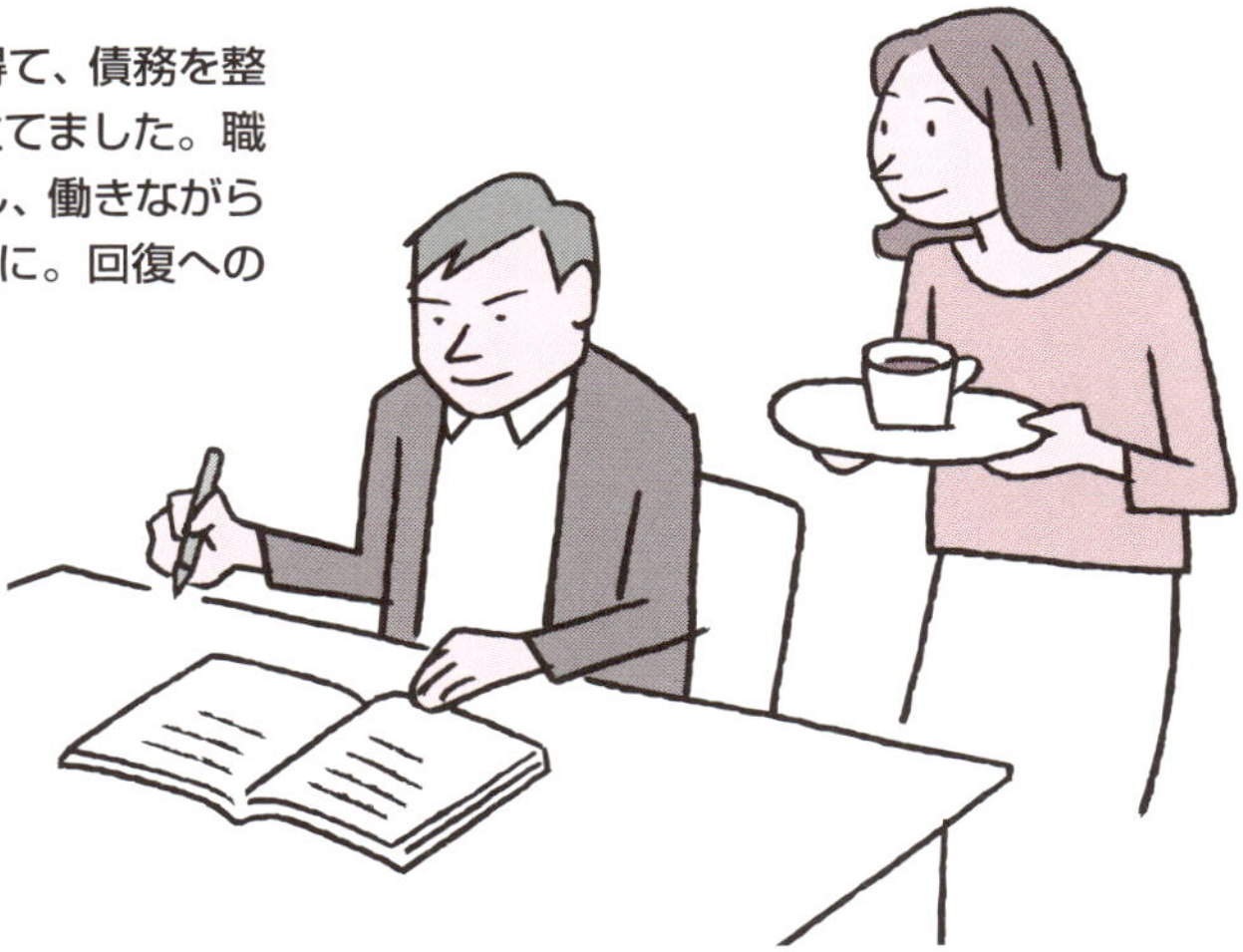

Cさんは医師のすすめで治療記録をつけ、自分の考えや行動を振り返るようにした

Cさんの今後

Cさんの生活は落ち着いていますが、気を抜いてはいけません。ギャンブル依存症は再発する病気です。家族が病気を理解して再発予防に努めること、Cさん本人も医療機関や自助グループとのつながりを切らず、病気と向き合い続けることが必要です。

（82・92ページ参照）

家族ができること①

家族教室に通い、依存症のことを学ぶ

ギャンブル依存症の人には、通常の説得や注意はなかなか通じません。家族は依存症のことを学び、この病気に対応する力を身につけましょう。

家族は説得や解決をあせりがち

家族は本人をどうにか立ち直らせようとして、説得しようとしたり、問題解決を手伝ったりしがちです。しかしそうした対応では、なかなかうまくいきません。

本人を説得・監視する

説得したり、行動を監視したりして、本人にギャンブルをやめさせようとしても、なかなか効果が出ない

問題解決に協力する

借金などの問題を解決することで立ち直らせようとしても、本人が再びギャンブルに手を出してしまう

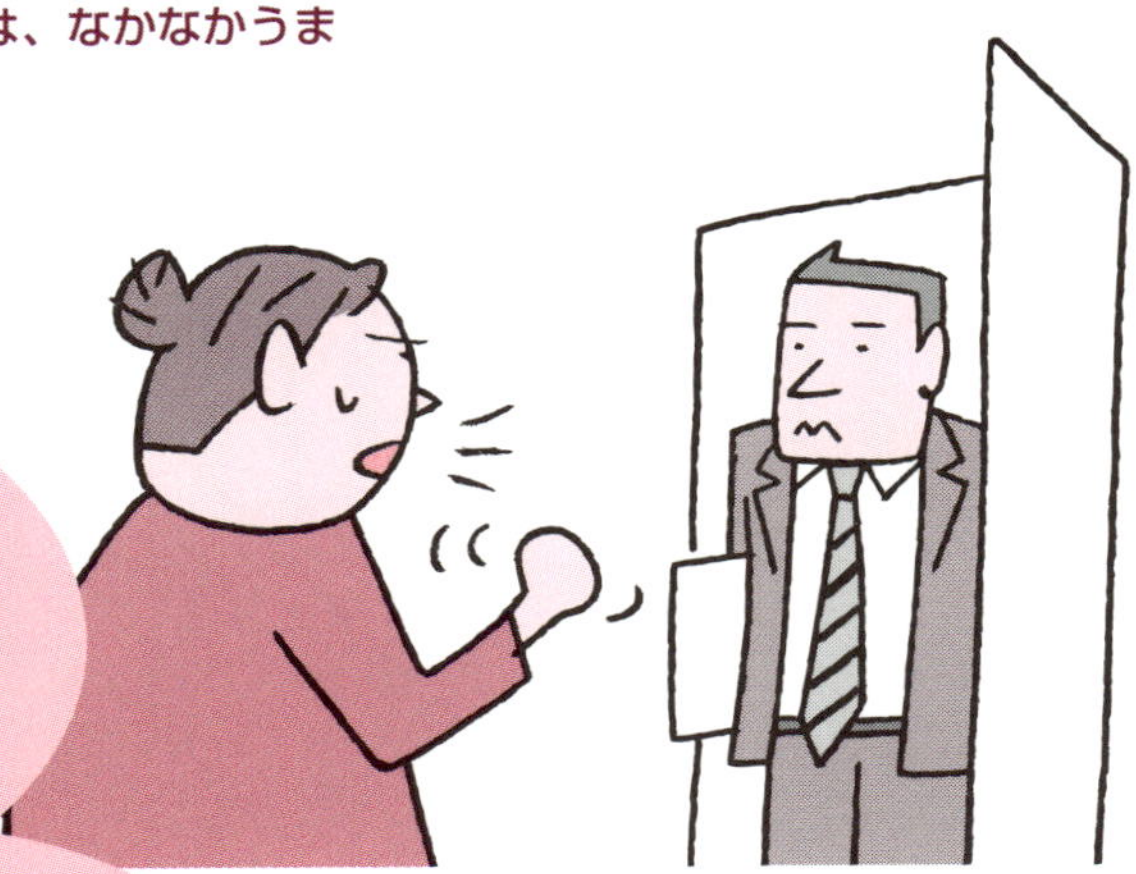

本人を注意してもうまくいかないとき、家族にはほかになにができるのだろうか

助言をひかえて まずは病気を学ぶ

ギャンブル依存症の人は、医療機関を受診する前も、受診して治療を受けはじめてからも、さまざまな迷いを抱えながら、この病気と向き合っています。

本人が悩む様子をみると、家族は助言をしたくなるかもしれませんが、本人をコントロールしようとするのはやめましょう。

家族があれこれと言葉をかけても効果が出ることは少なく、むしろ本人にプレッシャーを与えてしまいます。家族は助言をひかえ、まずは依存症を学ぶことを優先しましょう。病気を学び、本人の置かれた状況を理解することを心がけてください。

依存症のことを学ぶ

ギャンブル依存症の人の行動は、家族の説得や監視、協力でコントロールできるものではありません。家族は家族教室などに参加してこの病気のことを理解し、治療中や治療後に家族としてできることを学んでいきましょう。

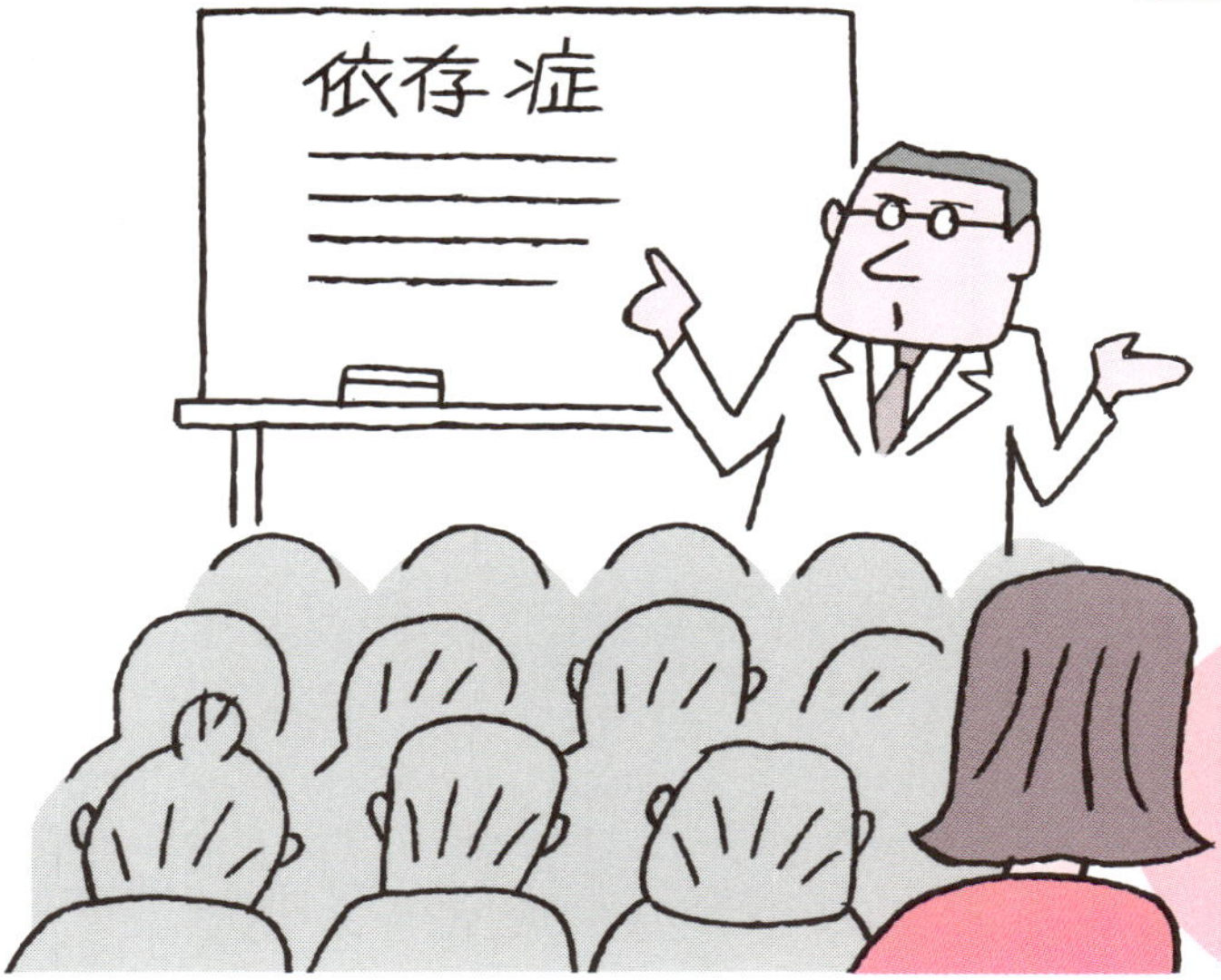

家族教室では、医療スタッフや自治体の保健医療担当者などが、講義形式で依存症のことを説明する場合が多い

家族教室に参加する

医療機関や自治体が家族教室を開いて、依存症のことを家族向けに説明している。教室に参加し、生活面の注意点を学ぶ

本人とともに受診する

本人の診察に同行して、医師の話を聞く。まだ受診できていない場合、まずは家族だけで家族教室に参加するのもよい

自分の生活を見直す

診察や家族教室を通じて学んだことをもとにして、本人との話し方や、借金などの問題への対処法を見直す（84・86・90ページ参照）

家族教室の探し方

通院中の医療機関で家族教室が開かれている場合には、主治医や医療スタッフに参加を相談する

自治体や精神保健福祉センターで家族教室が開催されている場合もある。近隣の窓口に問い合わせる

家族が
できること
❷

本人への言葉のかけ方を三点で見直す

依存症の人の言動のなかには、病気の症状といえるものもあります。家族は依存症をよく学び、本人への言葉のかけ方を見直しましょう。

病気を理解し、本人を責めないようにする

家族教室などで依存症という病気の特徴を学ぶと、この病気の人には考えのかたよりが生じやすいということがわかります。

本人がギャンブルに心をとらわれ、嘘をついたり借金を繰り返したり、日常生活を軽視したりするのは、依存症という病気の症状ともいえます。その部分をいちいち責めるのはやめて、別の方法で、本人と対話しましょう。

本人には、家族としてのつらい気持ちを伝え、具体的な対策や、専門家への相談・受診を提案するようにしてみてください。そうして一つひとつ対策を打っていくことが、回復への道筋になります。

本人に伝わりやすい3つの言い方

家族は本人に「自分の気持ち」「具体的な対策」「相談・受診の提案」の3つを伝えるようにしましょう。この3つには、本人の言動を否定するニュアンスが含まれません。そのため、本人に伝わりやすい言い方になり、問題解決への期待にもつながります。

①「私は〜」と自分の気持ちを伝える

「どうしてまた借金を」などと、本人の責任を問うのはやめる。それも症状のひとつと考え、かわりに「私は借金をされてつらい」と、自分の気持ちを伝えるようにする。そうすると口論が減り、家族の気持ちが多少は本人に伝わるようになっていく。

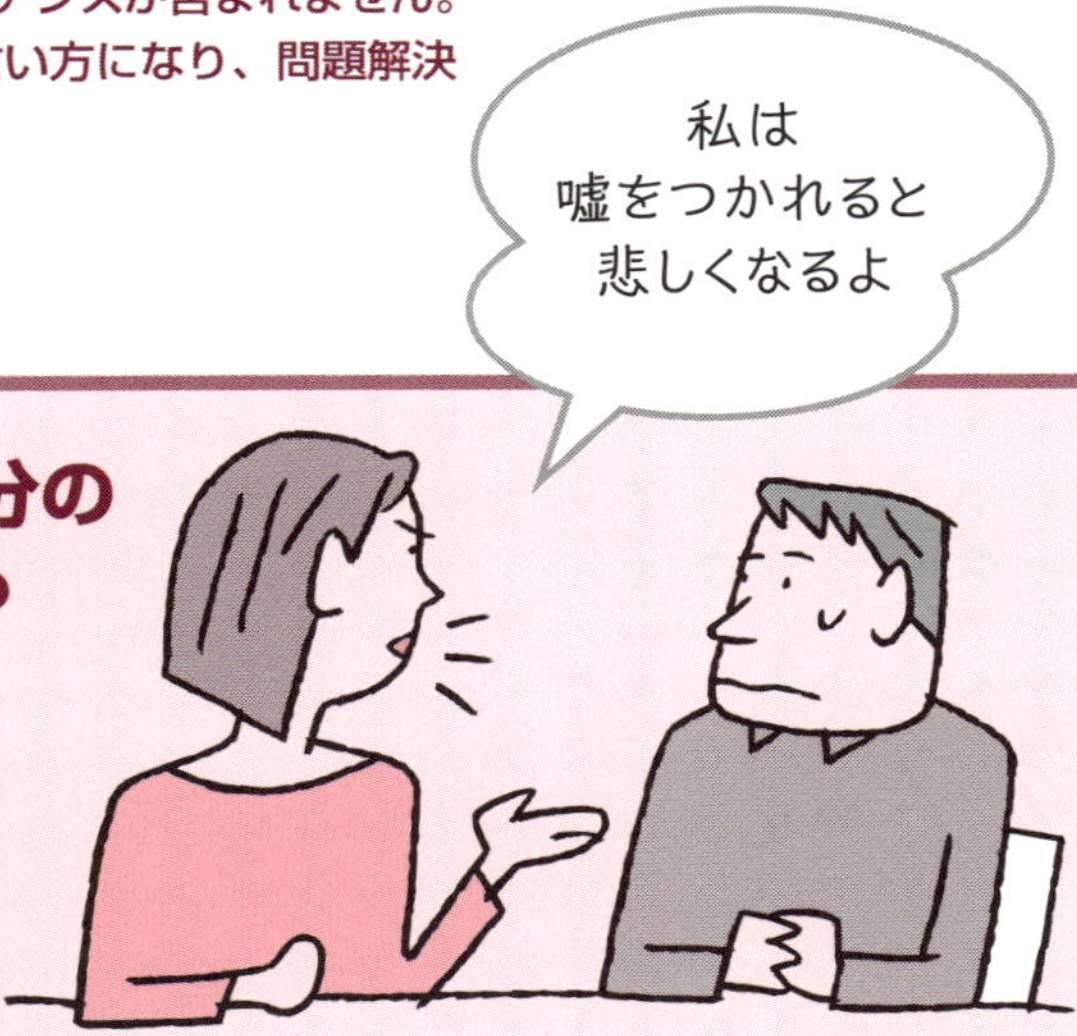

「また嘘をついて！」と叱責するのではなく、どんな気持ちになったのかを伝える

②あきらめずに対策を示し続ける

本人がギャンブルをやめると言いながら、また手を出してしまうことがある。これも病気の特徴のひとつ。家族が「これじゃ一生治らない！」とあきらめてしまったら、改善は望めない。根気よく対策を示し続けたい。

仕事が終わったら、まっすぐ帰ってきてよ

お金を使ったら、レシートをもらってね

③相談・受診は強要せず、提案する

専門家への相談を本人に無理やり約束させても、守ってもらえない場合がある。本人に病気だという自覚は生まれにくいので、自主的な相談・受診を期待するのは難しい。家族からの提案という形でもちかけるほうがよい。

私は専門家に相談するのがいいと思う

来週、病院にいっしょに行ってみない？

家族向けの支援「CRAFT」を利用

本書では上記のように、話し方のポイントを大きく三つに分けて紹介していますが、このポイントは治療プログラム「CRAFT」を参考にしたものです。

CRAFTは家族支援のプログラムです。医師や医療スタッフが家族に患者さんとの適切な接し方を伝え、家族関係の改善をはかります。CRAFTを活用すると、家族の言葉が患者さんに伝わりやすくなります。その結果、患者さんが受診や治療に対して積極的になるといわれています。

近隣に実施機関がある場合は、CRAFTの利用を検討するのもよいでしょう。

久里浜医療センターの専門医療機関リスト(55ページ参照)に、CRAFT実施の有無が記載されている

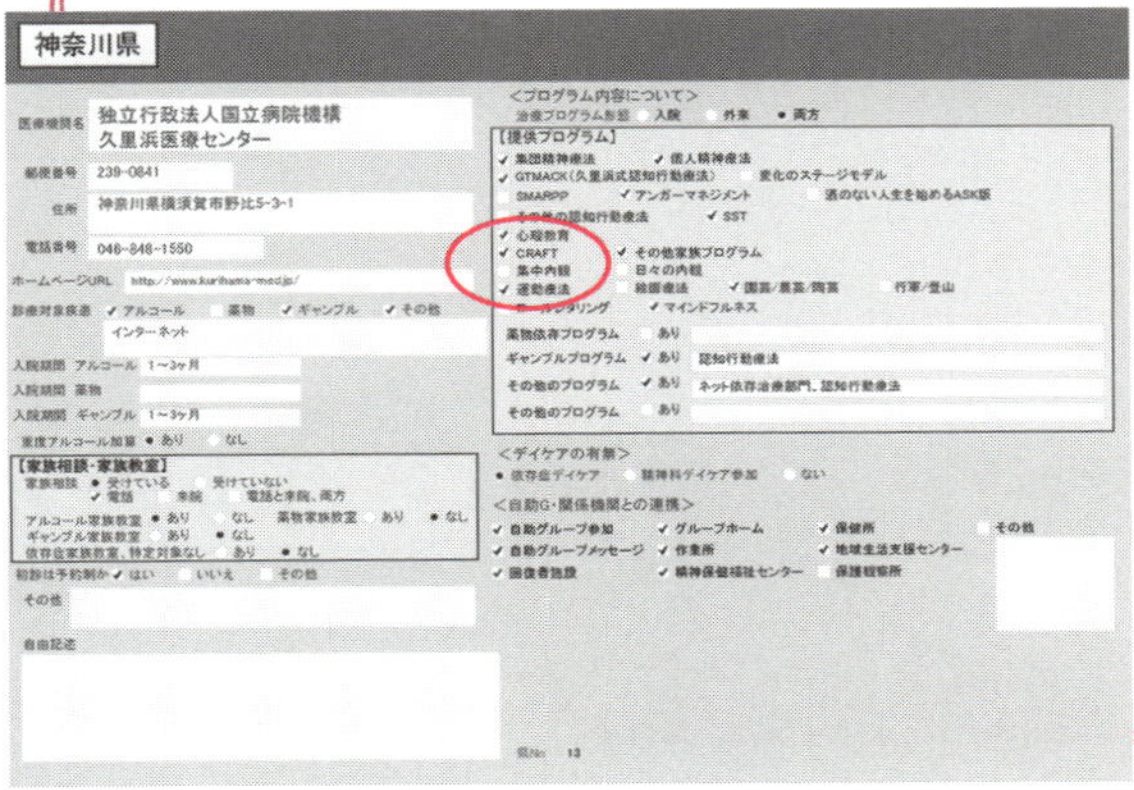
神奈川県

医療機関名 独立行政法人国立病院機構 久里浜医療センター
239-0841
神奈川県横須賀市野比5-3-1
046-848-1550
インターネット
<プログラム内容について>
【提供プログラム】
✓ 集団精神療法 ✓ 個人精神療法
✓ GTMACK(久里浜式認知行動療法) 変化のステージモデル
SMARPP ✓ アンガーマネジメント 酒のない人生を始めるASK版
✓ SST
✓ 心理教育
✓ CRAFT ✓ その他家族プログラム
集中内観 日々の内観
✓ 運動療法
✓ マインドフルネス
薬物依存プログラム あり
ギャンブルプログラム ✓ あり 認知行動療法
その他のプログラム ✓ あり ネット依存治療部門、認知行動療法
その他のプログラム あり
<デイケアの有無>
<自助G・関係機関との連携>
✓ 自助グループ参加 ✓ グループホーム ✓ 保健所 その他
✓ 自助グループメッセージ ✓ 作業所 ✓ 地域生活支援センター
✓ 精神保健福祉センター

家族ができること ❸

金策や借金の肩代わりをやめる

医療機関は、病気の治療はしてくれますが、お金の問題は解決してくれません。お金の問題は本人に解決させましょう。家族が肩代わりしてはいけません。

借金の総額を調べる

本人がギャンブルで借金をしている場合には、まずその総額を調べましょう。本人から、すべての借金を聞き出してください。対処はそのあとです。

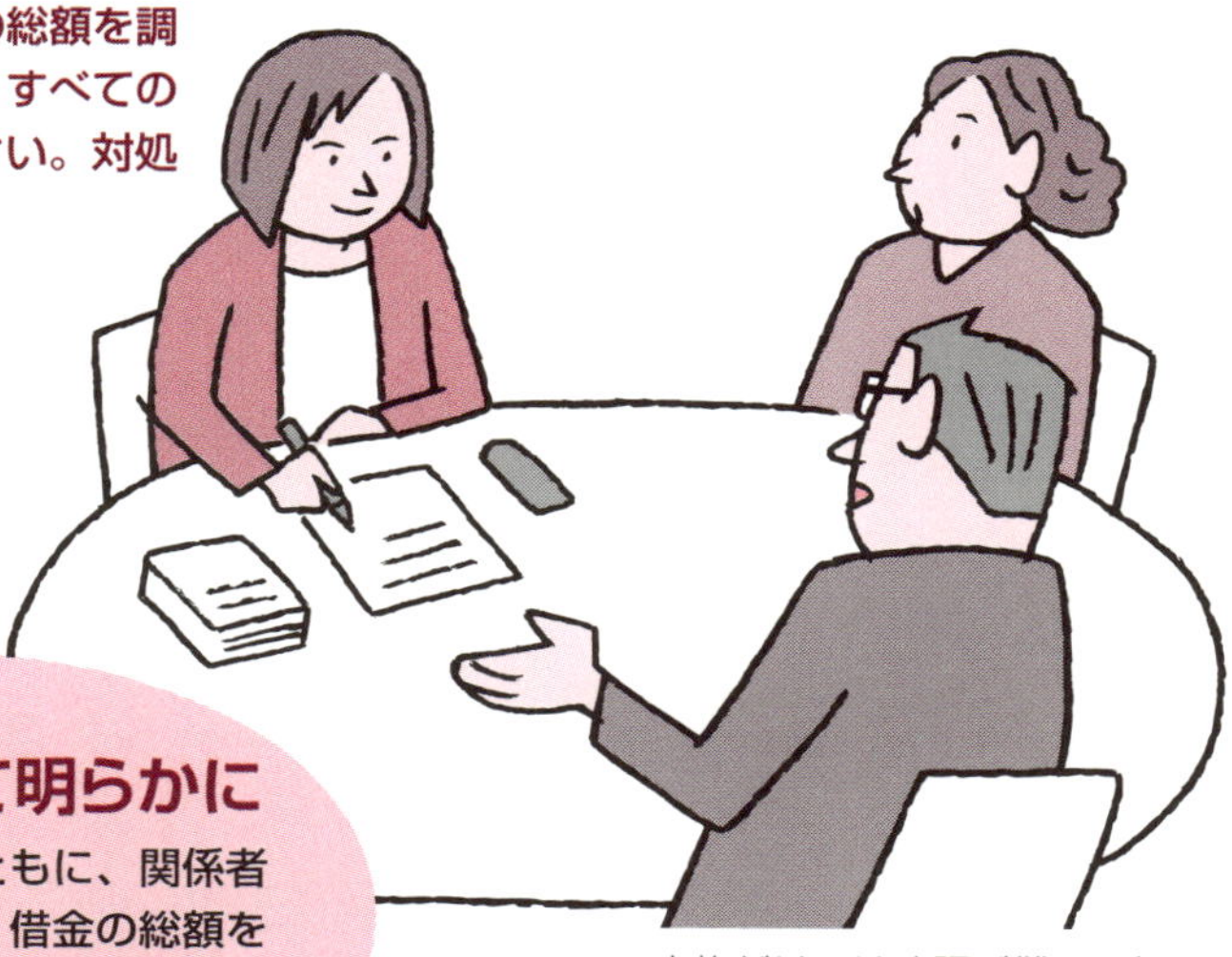

家族だけでは確認が難しい場合もある。この段階から専門家に入ってもらうのもよい

借金をすべて明らかに

本人の話を聞くとともに、関係者にも連絡をとって、借金の総額を確認する。場合によっては勤務先にも連絡する

借金の種類

- 家族や親族から借りたもの。子どもの預金を使いこんでいる可能性もある
- 一般の金融機関からの借金。比較的調べやすく、返済計画も立てやすい
- 会社の給与や賞与、退職金などを家族に無断で受けとっている場合がある
- 友人・知人や、ギャンブル仲間からの借金。借用書や金利などを確認する
- いわゆる「ヤミ金融」からの借金。弁護士など専門家への相談が必要に

お金の問題がなくなると再発しやすくなる

家族は、お金の問題を早々に解決し、本人を治療に集中させたいと思うかもしれません。しかし、そうしてお金の問題を本人から切り離すのは、誤った対応です。

お金の問題がなくなるということは、本人にとっては、ギャンブルしやすい環境が整うということと同じです。再発を助長することにつながります。

本人が治療しながら返していけるように

家族は、お金の問題の全体像を確認することと、その清算や返済のサポートを、自分たちの役割だと考えましょう。

本人が責任をもって清算・返済できるように、家族として協力してください。

借金が複雑で、家族だけでは対処できない場合には、弁護士や司法書士などの専門家に相談するとよいでしょう。

家族ではなく本人が返済する

借金の総額がわかっても、家族はすぐに返済しないでください。家族が金策をはかったり肩代わりをしたりすれば、本人はお金の問題に向き合えません。本人主体の返済計画を立てましょう。

家族は肩代わりしない

借金の全貌《ぜんぼう》がみえたら、たとえそれが家族・親族で返済できるものだったとしても、肩代わりしない。本人に返済させる

返済計画を立てる

本人が働きながら返済するという前提で返済計画を立てる。そのために援助が必要な場合には、家族・親族が協力を検討する

専門家に相談する

家族だけでは借金を整理できない場合には、自治体の法律相談や地域の弁護士などに相談して、返済計画を立てる

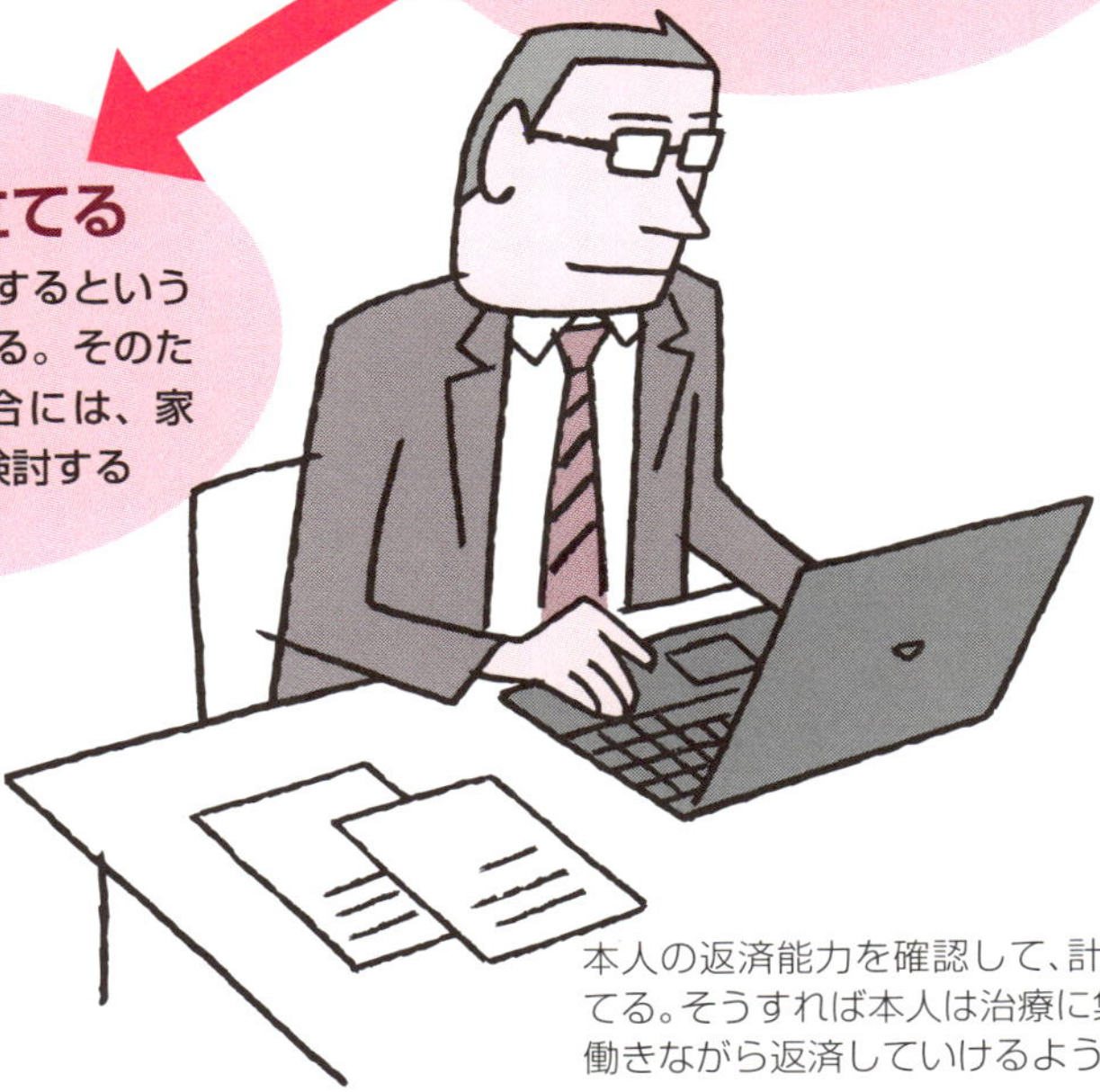

本人の返済能力を確認して、計画を立てる。そうすれば本人は治療に集中し、働きながら返済していけるようになる

家族ができること
④

弁護士などに債務の整理を相談する

家族がサポートしても、返済計画が立てられないくらいに借金が多い場合には、弁護士や司法書士などの専門家に、債務の整理について相談しましょう。

返済が難しい場合には

借金が多く、本人と家族には返済計画が立てられないという場合でも、債務整理や自己破産をおこなうことで、借金の問題を解決できます。

債務整理

本人と家族だけでは返済計画が立てられない場合には、弁護士や裁判所に債務の整理を頼むこともできる。利息制限以上の過払いを整理したうえで、返済計画を立てていく。一定の返済能力がなければ依頼できない。

- ●任意整理……弁護士などに債務整理を依頼する方法
- ●特定調停……簡易裁判所に債務整理を申請し、債権者との間で調停をおこなう方法
- ●個人民事再生……地方裁判所に債務整理を申請し、借金の減免などを受ける方法

自己破産

本人に返済能力がなく、返済計画を立てられない場合には、地方裁判所に自己破産の申立をおこなうことができる。借金の支払い義務が免除されるが、持ち家などの資産を売却する必要が出る。

借金の問題は必ず解決できる

ギャンブル依存症の人のなかには、返済計画を立てようとしても利息が多くて見通しが立たず、対処しきれないという人もいます。

そのような状態では、本人も治療に集中できないでしょう。その場合、自分たちで返済していくことを断念し、専門家に相談するのもひとつの方法です。

弁護士や司法書士などの専門家のたすけを借りて、債務整理や自己破産などの方法をとれば、借金を整理し、現実的な返済計画を立てることができます。

借金の問題を解決する方法はいろいろと用意されています。あきらめずに相談してみましょう。

債務整理の相談先

債務整理をするにあたって、本人や家族が自分たちで弁護士を探したり、裁判所に行ったりしてもよいのですが、自治体などに無料の相談窓口もあるので、活用しましょう。

地域で探す

自治体の無料相談

自治体の多くが、法律関係の無料相談窓口を開いている。地域によっては法律関係の手続きについて、司法書士などが相談に応じている場合も。くわしくは自治体に問い合わせを。自治体から地域の消費生活センターを案内されることもある。

●法律相談、法律関係の手続きの相談
●借金、多重債務の相談

地域の弁護士・司法書士

地域の法律事務所に相談することもできる。債務整理や自己破産を相談できるのは基本的には弁護士だが、司法書士にも一部の手続きは相談できる。担当者や事務所によって対応内容が異なるため、事前に問い合わせを。

●法律相談、債務整理などの相談
●債務整理や自己破産の依頼

全国機関に問い合わせる

消費者ホットライン

消費者庁が開設している、全国共通の電話番号。地方公共団体が設置している身近な「消費生活センター」や「相談窓口」を案内している。相談は無料だが、電話代はかかる。

電話：188

法テラス・サポートダイヤル

日本司法支援センター（法テラス）が開設している、全国共通の窓口。問い合わせ内容に応じて、法制度の紹介や、相談窓口の案内などをおこなっている。問い合わせは無料だが、電話代はかかる。

電話：0570-078374（おなやみなし）
（平日9～21時、土曜9～17時、祝日・年末年始をのぞく）

家族ができること
5

共倒れを防ぐため、家族も治療を受ける

ギャンブル依存症の人の治療には時間がかかります。本人も苦労しますが、家族にも多くのストレスがかかります。共倒れしないように、家族も自身のことをケアしましょう。

長年のストレスがたまっている

依存症という病気にかかっているのは本人で、家族は表面的には健康かもしれません。しかし、家族にも長年のギャンブル関連の問題によって、ストレスが蓄積しています。

問題に苦しんできている

家族は長い間、ギャンブル関連の問題に苦しんできている。治療を受ける前の時点で相当なストレスがたまっている

↓

治療生活にも振り回される

治療中も、通院のサポートや借金の対処などに振り回される。ギャンブルが再発してしまい、落胆する場合もある

↓

ストレスがたまっていく

治療がはじまったからといって、ストレスがなくなるわけではない。治療生活中もストレスがたまっていく

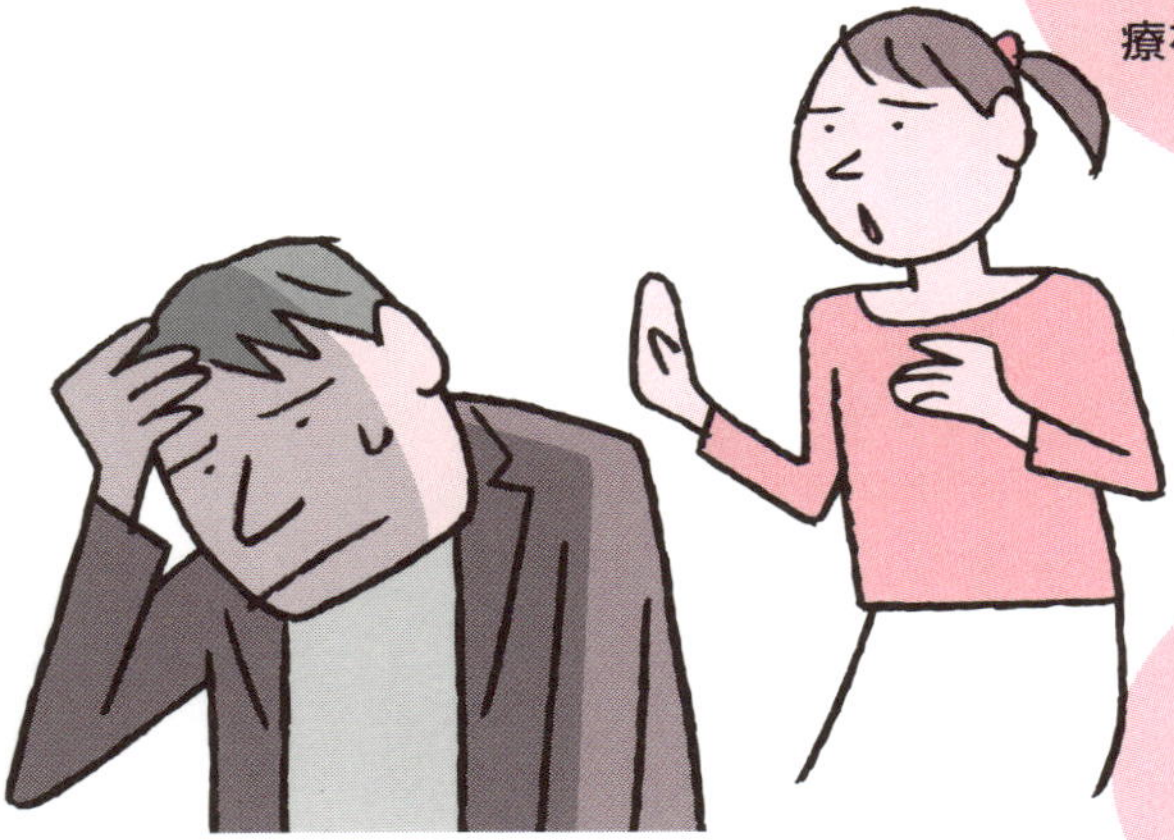

辛抱強くサポートし、治療に成功したと思ったら、また再発。家族は愕然としてしまう

家族も必要であれば医療機関を受診する

ギャンブル依存症から抜け出すためには、家族の力が必要です。たとえば治療中、本人がひとりで活動していると、ふとしたきっかけで食費や交通費などをギャンブルに使ってしまうことがあります。そうした事態を防ぐため、家

家族も自分の生活をとり戻す

家族が治療のために自分を犠牲にしていては、いつか家族のほうが疲れ果て、心身の病気にかかってしまうでしょう。家族は本人の治療をサポートしながら、自分自身の生活も大切にしてください。

日常生活を大切に

治療生活をはじめると、治療が生活の中心になってしまいがち。食事や家事、睡眠など、本来の生活習慣をおろそかにしないように留意する

本人の治療をサポート

通院や各種手続きのサポート、金銭管理への協力など、本人へのサポートも必要。ただし、本人が自分でできるところはまかせるように

依存症の治療は家庭生活の一部。治療のサポートが生活の大部分をしめるようになってしまったら、医療機関に相談したほうがよい

子どもなど家族を大切に

治療中の本人だけでなく、子どもや親など、ほかの家族のことも大切に。子どもの話を聞くための時間を定期的にもうけるようにするとよい

自分の生活も大切に

自分自身の生活も大切に。友人と会う時間や、趣味を楽しむ時間をつくる。また、なにもせず休養できる日もつくったほうがよい

族が通院や自助グループへの通所などをある程度、サポートしなければならない場合もあります。

しかし、それだけの労力を治療生活のために使い続ければ、家族も当然、疲弊します。家族も十分なサポートを得られればよいのですが、それが難しい場合には、必要に応じて、家族自身も医療機関を受診するようにしましょう。

配偶者の一割程度が通院中という報告も

依存症の人の配偶者に、うつ病や不安症などの心の病気がみられることがあります。ある調査では配偶者の約一五パーセントが心の病気で医療機関にかかっていたという結果が報告されています。

家族が受けるストレスを軽視してはいけません。気分のすぐれない日が続いたら、医療機関の受診を検討してください。

本人ができること❶

医療機関や自助グループへ通い続ける

ギャンブル依存症から抜け出すためには、問題に根気よく向き合うことが必要です。本人は医療機関や自助グループに通い続け、自分の問題と向き合い続けましょう。

治療を受けても渇望との闘いは続く

ギャンブル依存症は、再発する病気です。依存症の人は通院し治療を受けている最中でも、ふとしたきっかけでギャンブルに手を出してしまうことがあります。

治療によってギャンブルをやめることはできても、それでギャンブルへの渇望が消えるわけではありません。この病気の渇望は、それほど強いということです。

本人が日常生活のなかで渇望と闘うことは、治療中も治療後も続きます。順調な人でも、数年間はそうした日々が続くでしょう。長い日々になります。医療機関や自助グループのたすけも借りながら乗り越えていってください。

ひとりでは再発の危険性が高まる

医療機関に通ってきちんと治療を受けていても、ひとりになると、ふとギャンブルをしたくなる瞬間があります。そのような瞬間に再発の危険性が高まります。

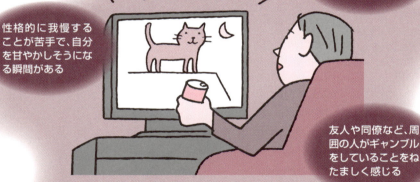

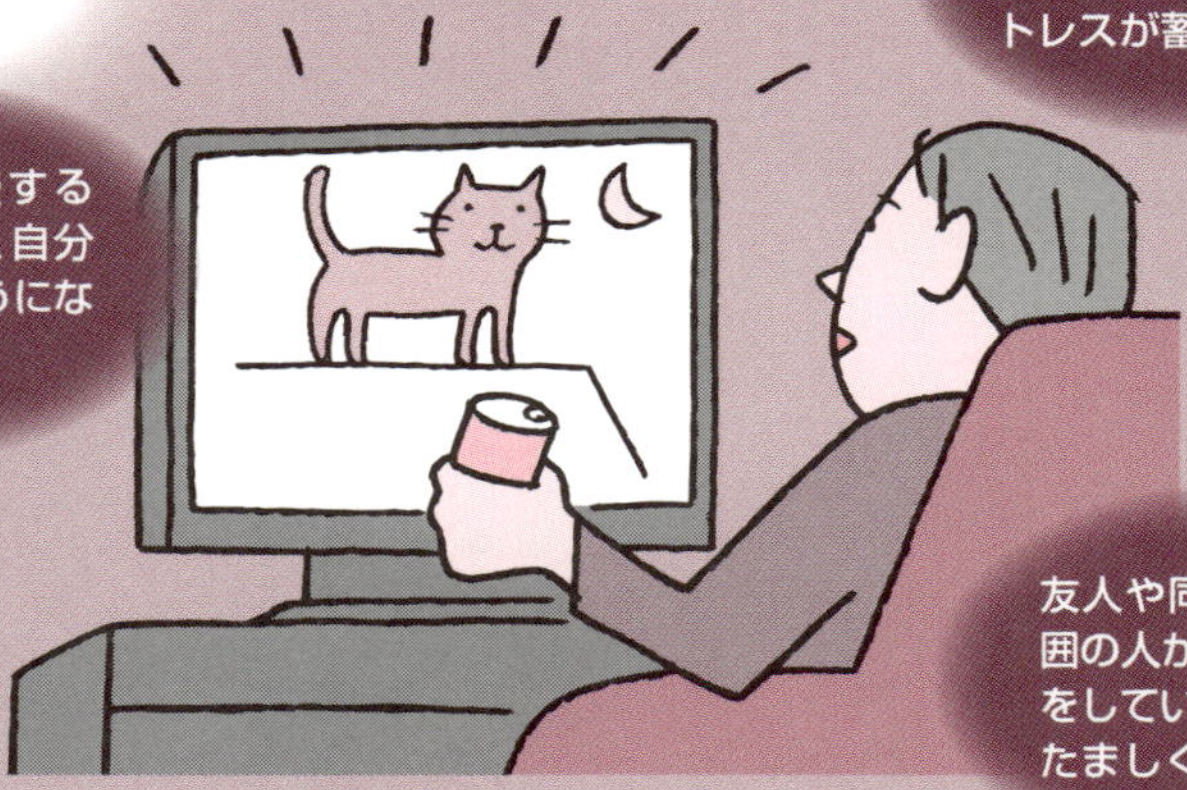

仕事などの鬱憤をギャンブルで晴らすことができなくなり、ストレスが蓄積する
性格的に我慢することが苦手で、自分を甘やかしそうになる瞬間がある
友人や同僚など、周囲の人がギャンブルをしていることをねたましく感じる
休日にひとり、なにもすることがないと、ギャンブルが頭をよぎる
以前の習慣が残っている。休日などには、ギャンブルのことが気になってしまう

第三者とのつながりをもつ

本人は、医療機関や自助グループに通うことを習慣にしましょう。医師や医療スタッフ、ほかの当事者とのつながりをもち、ギャンブル関連の問題と向き合う機会を増やしてください。そうすることが、再発予防につながります。

問題を認識し、医療機関に通って治療を受けはじめる

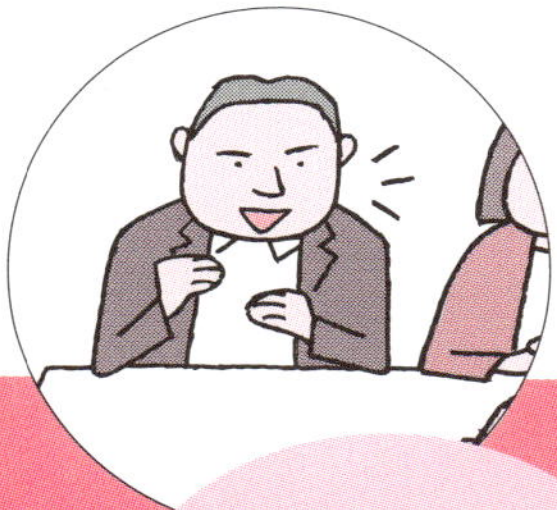

治療を通じて、ギャンブル関連の問題に向き合う

状態が落ち着いても通院を続けて、問題を忘れないようにする

再発が不安だという場合には、期限を決めずに、医療機関への通院を続けるのもよい。

自助グループに通う。仲間との交流を通じて、治療や対策の必要性を意識できる

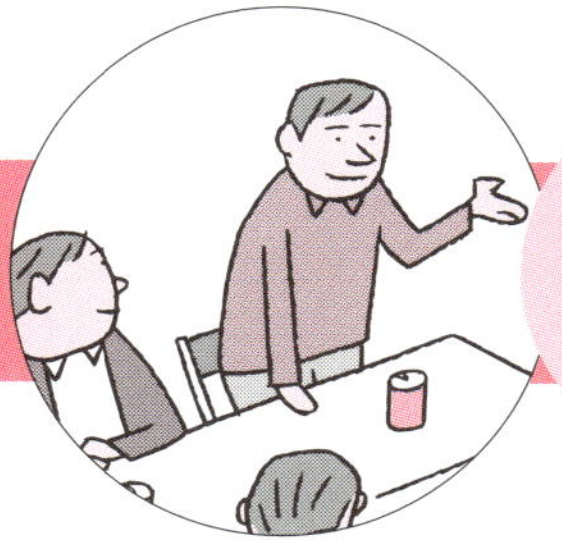

自助グループにはいつから通ってもよい。治療の前に通いはじめるのもひとつの方法。

通い続けることが再発予防になる

ある調査では、ギャンブル依存症の治療を受けたあと、再びギャンブルに手を出してしまった人が約四八パーセントにのぼったという結果が出ています。

医療機関や自助グループに通い続け、問題と向き合い続けることには、そうした再発を防ぐ意味があります。

本人ができること ❷

ギャンブルと無関係な趣味や活動をもつ

本人は、医療機関や自助グループにつながり、ギャンブル関連の問題と向き合う時間をもつとともに、ギャンブルから完全に離れる時間ももつようにしましょう。

ギャンブルを遠ざける

再発を防ぐために、日常生活からギャンブルに関連するものを遠ざけましょう。再発のきっかけを可能なかぎり、減らすようにしてください。

関連するものをさける

パチンコ店や宝くじの広告、競馬新聞など、ギャンブルに関連するものを生活環境に置かないようにする

関係者と付き合わない

ギャンブル関連の友人・知人との縁を切る。可能であれば同僚などにもギャンブルの誘いをしないように頼む

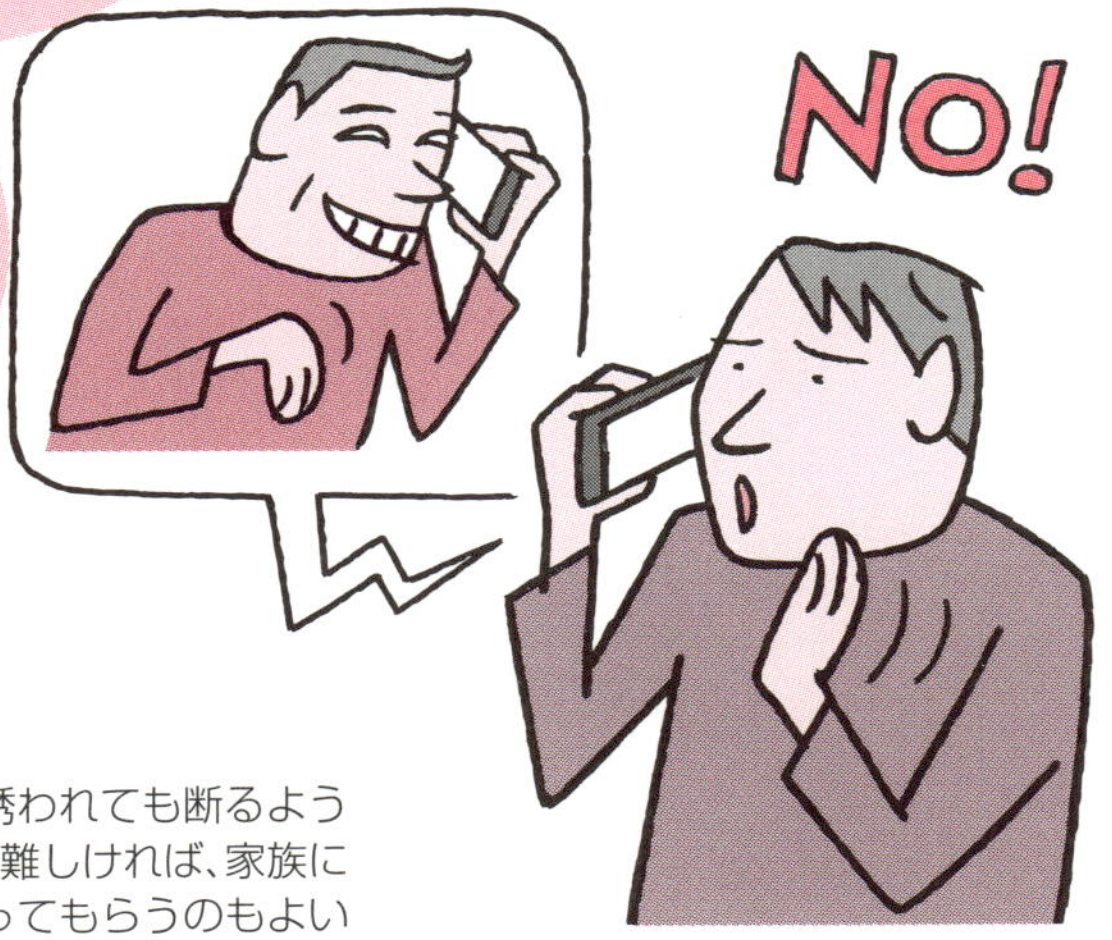

遊びに誘われても断るようにする。難しければ、家族に間に入ってもらうのもよい

ギャンブルをしない生活習慣に変えていく

本人は、医療機関や自助グループに通って「ギャンブルと向き合う習慣」をつけること、そして日常生活のなかで「ギャンブルから離れる習慣」をつけることに、とりくみましょう。その二つの習慣が定着してくれれば、再発する可能性は小さくなります。

日常生活からギャンブルを遠ざけることに、地道にとりくんでください。ギャンブル関連のものを捨て、関係者との縁を切り、新しい趣味や活動を探しましょう。

その一つひとつは小さなことですが、小さなことを積み重ね、徹底することで、ギャンブル依存症から抜け出すことができます。

ほかの趣味や活動に時間を使う

ギャンブル以外にやりたいことを探すというのも、依存症から抜け出すための重要な一手です。新しい趣味や活動で、ストレスを解消できるようになります。

ギャンブル以外のことをする

ギャンブルを遠ざけるとりくみの一環として、ギャンブル以外の趣味や活動をもつ。そのことをしている時間帯は、ギャンブルを考えなくて済むようになる

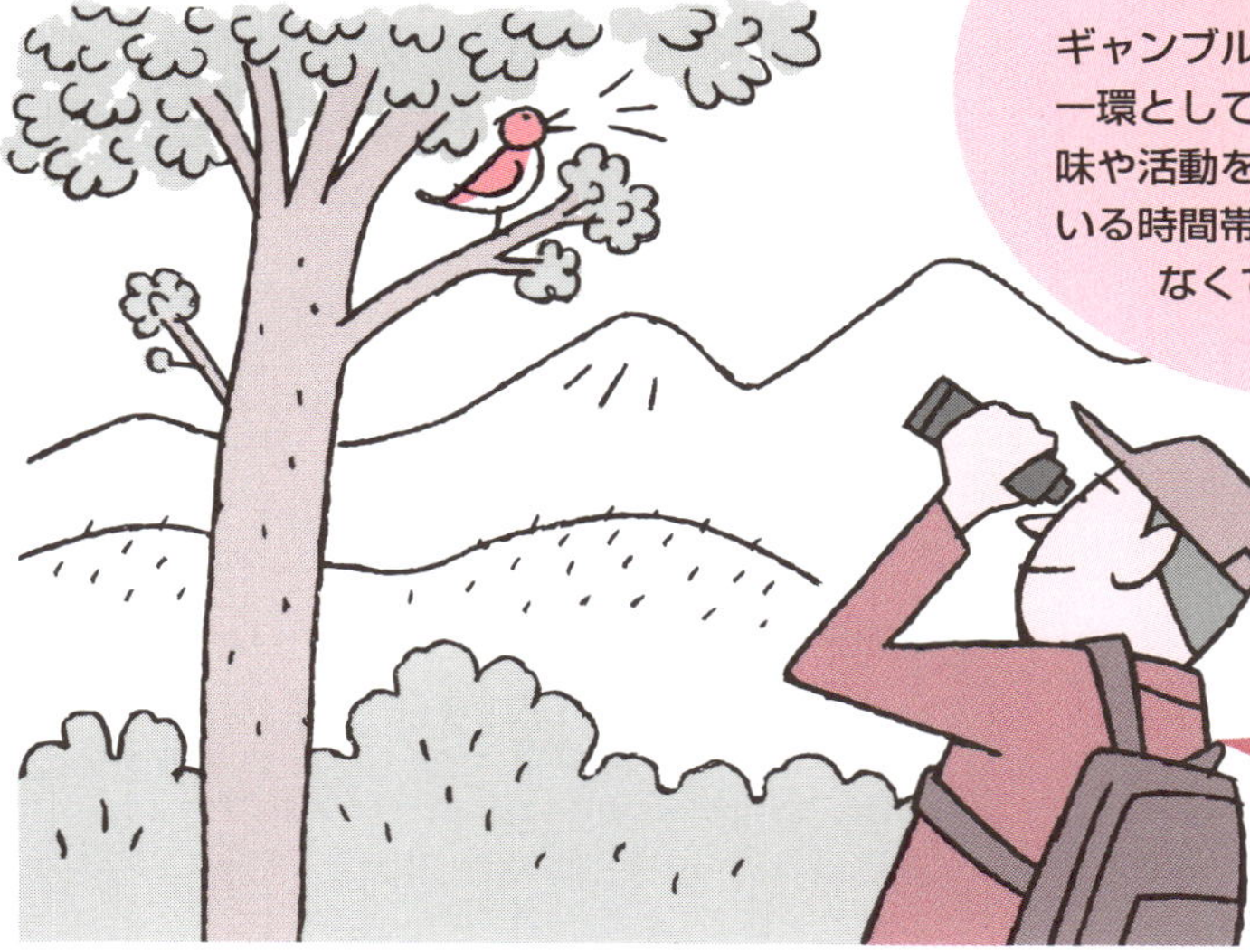

「登山」や「野鳥の観察」など、好きなことを趣味にして、定期的に時間を使うようにする

運動習慣をつける。ウォーキングやランニング、水泳、ジムでの体力づくりなどを定期的におこなう。体力がない人は散歩程度でもかまわない。

趣味をもつ。車・バイクの手入れやドライブ、ガーデニング、スケッチ、楽器を演奏することなどを習慣に。炊事や掃除など家事を自分の仕事にするのもよい。

外に出かける。美術館や動物園に行ったり、キャンプやコンサートへ行ったりする。ボランティア活動などをするのもよい。

予定や費用を記録するのもよい

趣味や活動をはじめるにあたって、予定や費用などを記録するというのも、よい方法です。時間やお金の使い方が変わっていく過程を、目でみて確認できます。

ギャンブルをしてしまったときには、その回数や金額も書きとめましょう。その程度が減っていけば、治療の効果も実感できます。

ひと目でわかる

ギャンブル等依存症対策基本法などの公的な支援

2018年にギャンブル依存症への対策を求める法律が成立しました。今後はこの法律にしたがって、公的な支援が広がっていくものと考えられます。

法整備が進んでいる

IRの設置に向けて対策基本法が成立

現在日本では、カジノを含むIRの設置が検討されています。その関連法が成立するなかで、ギャンブル依存症の問題にも注目が集まり、具体的な対策を求める声が強くなって、対策基本法がつくられました。

IR推進法が成立

2016年にIR（Integrated Resort、統合型リゾート）の整備を推進する法律が成立。IRとは、カジノを含む複合型の観光施設のこと。

ギャンブル等依存症対策基本法

日本にはもともとギャンブル関連の問題があり、また、IR推進法に基づいて日本国内でカジノ運営が解禁された場合、ギャンブル依存症などの問題がさらに発生する可能性があるため、対策基本法が2018年に成立した。今後、この法律にしたがって、基本計画が立てられ、ギャンブル依存症への対策が進んでいく。

依存症の対象には公営競技などのいわゆる「ギャンブル」だけでなく、パチンコや宝くじなども含まれる。そのため、ギャンブル「等」依存症への法律となっている。

カジノをめぐって依存症対策が課題に

近年、ギャンブル依存症への注目が集まっています。その要因のひとつが、カジノの解禁です。

現在日本では、観光施策の一環として、カジノの開設が検討されています。

しかしカジノの運営がはじまれば、ギャンブル依存症の問題の増加が懸念されます。

そのため、依存症対策を求める声が強くなり、法整備が進められているのです。

政府が対策づくりに乗り出している

すでに対策基本法が成立し、政府は対策づくりに乗り出しています。今後はギャンブル施設への入場制限や、専門医療機関の拡充、治療プログラムの開発・普及などがはかられるでしょう。

病気の発症や悪化、再発を防ぐためのしくみが少しずつ整っていくものと見込まれています。

公的な対策が講じられている

事業者側にも対策が求められている

ギャンブル依存症を防ぐために、以下のような3段階の予防対策が考えられています。今後、日本にカジノができた場合には、事業者側が一定の入場制限をかけるなどの対策がとられる見込みです。

日本ではカジノ設置にあたって、入場料の徴収や入場回数の制限、広告の制限などが対策として講じられている。

一次予防

ギャンブル依存症の発症を予防する

- 学校での予防教育
- ギャンブル等依存に関する情報提供
- ギャンブル施設の利用制限

二次予防

ギャンブル依存症の早期発見・早期治療

- 相談窓口の設置・案内
- 電話やオンラインでのカウンセリング
- 精神疾患など発症の要因への対処

三次予防

ギャンブル依存症の治療や再発の予防

- 専門医療機関の拡充、治療の向上
- 医療機関や相談機関、法律事務所などの連携向上
- 自助グループや民間回復施設の拡充

COLUMN

男女比は男性が9割以上と圧倒的に多い

全国調査でも患者調査でも男性が９割以上に

ギャンブル依存症になる人のほとんどは、男性です。

全国でおこなわれた疫学調査でも、久里浜医療センターの患者さんを対象とした調査でも、男性の割合が9割以上となっています。

男女にこれだけ大きな差が出ることについて、くわしい原因はわかっていません。

日本の調査では過去にも同様の結果が出ています。海外でも男性のほうがリスクが高いとされています。しかし、さまざまな研究をみると、それほど男女差が出ていない調査もあります。

男性が多いのは確かですが、女性は発症しないというわけではないので、女性で症状が当てはまる人は、受診を検討しましょう。

全国調査

2017年度に全国各地で実施された「国内のギャンブル等依存に関する疫学調査」では、過去1年以内にギャンブル依存症にかかった人の男女比は以下の通り。

男性 9.7　対　女性 1.0

患者調査

2013年6月～2017年4月に久里浜医療センターを受診し、ギャンブル依存症と診断されて認知行動療法を受けた患者さんの男女比は以下の通り。

男性 92.0%　対　女性 8.0%

なお、同じ調査では患者さんの既婚歴も確認している。既婚者が半数を超えているが、約1割が離婚を経験していた。

既婚　56.6%
離婚　9.7%
未婚　33.6%

「国内のギャンブル等依存に関する疫学調査」、「ギャンブル障害の治療および予後に関する研究　久里浜医療センターの取り組みから」より

健康ライブラリー イラスト版

ギャンブル依《い》存《ぞん》症《しょう》から抜《ぬ》け出《だ》す本《ほん》

2019年1月29日 第1刷発行
2024年11月8日 第2刷発行

監　修　樋口　進（ひぐち・すすむ）
発行者　篠木和久
発行所　株式会社講談社
東京都文京区音羽二丁目12-21
郵便番号　112－8001
電話番号　編集　03-5395-3560
販売　03-5395-5817
業務　03-5395-3615
印刷所　TOPPAN株式会社
製本所　株式会社若林製本工場

N.D.C. 493　98p　21cm

ISBN978-4-06-513700-0

■監修者プロフィール

樋口 進（ひぐち・すすむ）

1954年生まれ。独立行政法人国立病院機構久里浜医療センター名誉院長・顧問。WHO物質使用・嗜癖行動研究研修協力センター長。精神科医。東北大学医学部卒業後、慶應義塾大学医学部精神神経科学教室に入局。のちに国立療養所久里浜病院（現・独立行政法人国立病院機構久里浜医療センター）へ。同病院の精神科医長や臨床研究部長、院長などを経て現職。

専門はアルコール依存やネット依存、ギャンブル依存などの予防・治療・研究。久里浜医療センターにギャンブル依存症の専門治療部門を開設し、治療にあたっている。依存症に関するWHO研究・研修協力センター長や、ギャンブル等依存症の全国調査の研究代表者を務めるなど、依存症治療の分野で高く評価されている。

主な書籍に『アルコール・薬物関連障害の診断・治療ガイドライン』（共同編集、じほう）、『ネット依存・ゲーム依存がよくわかる本』（監修、講談社）などがある。

■参考資料

久里浜医療センターウェブサイト

樋口進「ギャンブル等依存の実態と予防」

樋口進ほか「ギャンブル障害の治療および予後に関する研究　久里浜医療センターの取り組みから」

樋口進ほか「国内のギャンブル等依存に関する疫学調査（全国調査結果の中間とりまとめ）」

『精神医学』60巻2号（医学書院）

田辺等著『ギャンブル依存症』（NHK出版）

田中紀子著『ギャンブル依存症』（KADOKAWA）

帚木蓬生著『ギャンブル依存とたたかう』（新潮社）

吉田精次著『家族・援助者のためのギャンブル問題解決の処方箋　CRAFTを使った効果的な援助法』（金剛出版）

●編集協力　石川智、オフィス201
●カバーデザイン　松本 桂
●カバーイラスト　長谷川貴子
●本文デザイン　新谷雅宣
●本文イラスト　千田和幸、渡部淳士

講談社　健康ライブラリー　イラスト版

ネット依存・ゲーム依存がよくわかる本

独立行政法人国立病院機構久里浜医療センター院長
樋口　進　監修

スマホの普及でネット・ゲームへの依存が深刻に。生活が破綻する前に本人・家族ができることとは。

ISBN978-4-06-511802-3

新版　アルコール依存症から抜け出す本

独立行政法人国立病院機構久里浜医療センター院長
樋口　進　監修

必要なのは「断酒」？　それとも「減酒」？
簡単チャートで、自分に必要な治療がわかる本。

ISBN978-4-06-259754-8

依存症がわかる本
防ぐ、回復を促すためにできること

国立精神・神経医療研究センター精神保健研究所薬物依存研究部部長
松本俊彦　監修

依存症とは？　どうすればやめられる？　薬物、アルコール、ギャンブルなど、深みにはまる理由から回復への行程まで解説。

ISBN978-4-06-523723-6

新版　双極性障害のことがよくわかる本

六番町メンタルクリニック所長
野村総一郎　監修

「最高」から「最低」へ気分が激変。その苦しさは双極性障害かも。社会的信用、家族、命までも失わないうちに、治療を！

ISBN978-4-06-259813-2

トラウマのことがわかる本
生きづらさを軽くするためにできること

こころとからだ・光の花クリニック院長
白川美也子　監修

つらい体験でできた「心の傷」が生活を脅かす。トラウマの正体から心と体の整え方まで徹底解説！

ISBN978-4-06-516189-0

強迫症／強迫性障害（OCD）
考え・行動のくり返しから抜け出す

原井クリニック院長
原井宏明　松浦文香　監修

手洗い、確認……一度始めると止まらない！　なにが起きている？　なぜそうなる？　病気のしくみから治療法、支え方まで徹底解説！

ISBN978-4-06-532741-8

自傷・自殺のことがわかる本
自分を傷つけない生き方のレッスン

国立精神・神経医療研究センター精神保健研究所
松本俊彦　監修

「死にたい」「消えたい」の本当の意味は？
回復への道につながるスキルと適切な支援法！

ISBN978-4-06-259821-7

認知行動療法のすべてがわかる本

千葉大学大学院医学研究院教授
清水栄司　監修

治療の流れを、医師のセリフ入りで解説。考え方の悪循環はどうすれば治るのか。この一冊でわかる。

ISBN978-4-06-259444-8